ENGANXAT

ENGANXAT

Raül Balam Ruscalleda

Carme Gasull Roigé

Columna

TÍTOL ORIGINAL: *ENGANCHADO*
PRIMERA EDICIÓ: GENER DEL 2023

AV. DIAGONAL, 662-664 - 08034 BARCELONA
ISBN: : 978-84-664-3001-2
DIPÒSIT LEGAL: B. 23.050-2022
FOTOCOMPOSICIÓ: AURADIGIT
IMPRÈS A CATALUNYA - *PRINTED IN CATALONIA*

www.columnaedicions.cat

Certificat PEFC
Aquest llibre procedeix de boscos gestionats de forma sostenible i fonts controlades
PEFC/14-38-00305
www.pefc.es

Tenia la teoria que en el sistema capitalista la drogoaddicció era inevitable. Deia que hi havia l'alcohol, la droga de qualsevol mena, el cafè, el tabac o el sexe, però també un mateix. Deia que érem addictes a nosaltres mateixos i que era inevitable, que ens havien dit que si ens portàvem bé tot aniria bé, que si complíem seríem recompensats i que sempre estàvem buscant la recompensa, el reconeixement... Ja veus quines barreges més estranyes que faig de llibres i de gent.

—Em sembla que això ho fem tots.

—Tu creus?

—Crec que no hi ha cap altre camí d'explicar-se les coses, d'intentar-ho.

—Addictes a l'addicció.

FRANCESC SERÉS, *La casa de foc*

Índex

Part III. La vida

Annexos

Pròleg

«Taxi!».

El dia que vaig quedar amb la Carme Gasull per reunir-nos, junts, amb l'editor d'aquest llibre, ens superava l'emoció. La Gasull, o Linda Evans, com jo l'anomeno afectuosament, no parava de fer preguntes i prendre notes a la seva llibreta.

Ella és periodista, ho porta a la sang. A més, era la primera vegada que li encarregaven un projecte com aquest, escriure sobre droga, malaltia i addicció, i suposo que el seu cap era una explosió d'interrogants, idees, pensaments i encara més interrogants. Si tens el privilegi de conèixer-la, saps que, a banda que és legal, és una persona que sempre s'està qüestionant les coses i, sobretot, que sap escoltar; jo sabia que era la millor per ajudar-me a «ordenar» un cap com el meu.

Vam agafar un taxi per anar a l'editorial, a la Diagonal de Barcelona. Parlàvem de l'addicció sense filtres, sense vergonya, sense embuts, obertament; ella volia el màxim d'informació, i jo tenia moltes i moltes ganes d'explicar la meva experiència. La passió ens va dominar i ens vam evadir, estàvem tan immersos en el nostre món que no ens vam adonar que la taxista ens escoltava.

Vam arribar a destinació. Vam demanar pagar el viatge amb targeta de crèdit i mentre esperàvem que el datàfon l'acceptés, la taxista ens va mirar pel retrovisor i ens va deixar anar: «Puc fer-vos una pregunta? No en faig mai, de preguntes als clients, ni acostumo a escoltar les seves converses, però avui no ho he pogut evitar. Se'n surt?». Es va fer un silenci. Va tornar a formular la pregunta. «Se'n pot sortir, de la droga?». I un parell de llàgrimes vergonyoses li van regalimar pel seu rostre cansat.

La Carme va clavar els seus ullassos en els meus com dient-me: «Veus, Raül, el que volem fer és supernecessari». Jo vaig mirar aquella senyora i li vaig respondre: «Sí, se'n pot sortir». Les llàgrimes li van omplir els ulls, se li va dibuixar un discret somriure d'esperança i ens va explicar la seva història. «Del que estàveu parlant ara..., aquest problema, jo el tinc a casa. El meu fill es droga, em maltracta i em roba, i l'he hagut de denunciar a la policia. Estic desesperada, és el meu fill i l'adoro, però no puc més».

Li vaig tocar l'espatlla i li vaig dir que es tranquil·litzés, que de debò és possible sortir de les urpes de la droga, però que no és fàcil, que és un procés llarg i que és necessari posar-se a les mans de professionals. «Es pot apuntar un telèfon?», li vaig dir. «Jo l'apunto», es va oferir la Gasull. Vaig buscar el número de l'Instituto Hipócrates al mòbil i l'hi vaig dictar a la Carme. Ella va arrencar el paper de la llibreta i li va donar a la taxista, que se'l va guardar en una cartera. Jo vaig afegir: «El seu fill està malalt i necessita ajuda, no és una mala persona, ja veurà com tot s'anirà posant a lloc». Ella ens va donar les gràcies i ens va tornar a demanar disculpes per la gosadia d'haver-se ficat en la nostra conversa.

I, de cop i volta, va tornar a entrar a la seva armadura d'acer. «Volen còpia?». Li vam respondre que no i vam baixar del vehicle. Ens va mirar novament i amb timidesa ens va tornar a agrair la informació ensenyant-nos la cartera on havia guardat la «benvolguda salvació». Quantes vegades devia haver fet el cor fort i mostrat el millor dels seus somriures, encara que estigués feta una merda per dins... Vam tancar la porta del taxi, que va reprendre la marxa i es va endinsar en l'enrenou del trànsit de la ciutat.

La Gasull va reaccionar primer i, assenyalant-me el seu braç, va exclamar: «Tinc la pell de gallina. Que fort el que ens acaba de passar!». Jo li vaig respondre: «N'hi ha més a fora que a dins», volent dir que molta gent, més de la que ens sembla, necessita ajuda, ja sigui per la pròpia addicció o per l'addicció d'un familiar, parella o conegut que la pateix.

No es podia fer per la pandèmia, però ens vam fondre en una abraçada. Els nostres somriures estaven atrapats rere les mascaretes, però els ulls ens brillaven. I crec que allà, drets, tots dos, vam segellar el nostre contracte personal: escriure un llibre per posar nom a la malaltia de l'addicció.

Raül Balam Ruscalleda

Introducció

Escriure un llibre per posar nom a la malaltia de l'addicció. «Quin repte», vaig pensar. «I quina responsabilitat». Impossible no sentir-ho així. En singular i en plural. Així ho vam pensar i vam sentir Raül Balam Ruscalleda i jo mateix. Perquè si escriure no és fàcil, bussejar entre records dolorosos ho és menys encara.

«Si ho fem junts, m'hi tiro de cap», em va oferir en Raül un matí d'hivern nerviosament il·lusionat després d'haver rebut la proposta editorial. La seva trucada no em va sorprendre. Ja feia dies que parlàvem sovint amb la intenció de donar forma a un altre projecte, amb la cuina i l'addicció presents, però no d'aquesta envergadura. «Si tu t'hi tires de cap, jo et segueixo», vaig respondre després d'un breu silenci. El món és dels valents. I vam començar l'aventura.

Dissenyar el pla de viatge, l'índex, va ser senzill. De seguida vam tenir clar que en aquell trajecte hi havia tres parades clau (passat, present i futur) i tres persones clau (la mare, la terapeuta i l'amiga). Ens va costar més preparar l'equipatge, els capítols, fins i tot gaudir de l'itinerari traçat, conscients que la travessia que ens proposàvem seria més curativa, reconstituent i cicatritzant que plaent.

En plena època de videotrucades, la tecnologia va ser la nostra aliada. Una vegada a la setmana ens vèiem i parlàvem mantenint la distància, amb el pudor de qui explica una vida que, en realitat, no ho era, i de la que escolta sense jutjar-la. D'una manera maldestra, tímida i desordenada vam anar augmentant confidències i, de mica en mica, estrenyent llaços d'una manera que ens ha resultat fascinant.

En aquest itinerari, les complicitats són imprescindibles. Carme Ruscalleda, Dolors Matas i Meritxell Falgueras aporten al relat múltiples matisos i informacions sobre la malaltia de l'addicció. Inoblidable la visita a l'Instituto Hipócrates per al tractament de les addiccions de la doctora Blanca Brigos, a qui vaig entrevistar al seu despatx en una pausa entre teràpies Ho confesso, tot plegat em va deixar tocada.

I escoltant, prenent notes, llegint, escrivint i reescrivint van anar arribant les trobades cara a cara, les còpies en paper, les últimes impressions, la barreja d'alegria i nostàlgia del final de l'estiu i del camí recorregut. I a les nostres mans, un testimoni que pretén ser mirall i revulsiu d'una malaltia no considerada com a tal. Espero, esperem, haver-ho aconseguit.

Carme Gasull Roigé

Presentació

Em dic Raül i soc addicte.

Em dic Raül Balam Ruscalleda i soc el fill gran de la cuinera Carme Ruscalleda i de l'hostaler Toni Balam. Vaig tenir una infància feliç i privilegiada a Sant Pol de Mar, el poble on vaig néixer el 1976. Però, un dia, la droga va arribar a la meva vida i la va arrasar.

Has hagut de buscar mai una fotografia que et transporti a la part més miserable de la teva existència? Per escriure aquest llibre n'he revisat centenars i, de totes les imatges, un 85 % és alcohol. La meva vida era beure, beure i beure. No hi havia cap més objectiu. La malaltia que patia m'enganyava perquè pensés que ho feia perquè volia, però em tenia dominat.

Tard o d'hora, buscant la trompa de Cap d'Any del 2000, quan vaig esnifar la meva primera ratlla, hauria estat capaç d'injectar-me cavall.

Havia arribat al límit quan vaig ingressar en una clínica de desintoxicació. Allà em van demanar que busqués una foto recordatori de les conseqüències negatives de l'addicció, una «companya de vida» que havia de fer servir per reviure la realitat quan l'addicció em temptés. La meva foto està feta a la plaça de la Bella Dorita, al davant del teatre El Molino de Barcelona, en una tarda-nit que vaig perdre la dignitat. Perquè l'addicció passa per sobre de tot.

L'addicció és una malaltia neuroadaptativa i ambiental. Això vol dir que les nostres neurones estan adaptades a funcionar amb unes substàncies químiques o fins i tot a excitar-se mitjançant imatges, sons o pensaments.

Podem ser addictes a moltes coses, conscientment o inconscientment. Podem ser addictes a la cafeïna, a la cocaïna, a la televisió, als videojocs, als jocs d'atzar, al sexe, a les xarxes socials, a l'alcohol... Cadascuna d'elles tindrà una forma concreta de manifestar-se i, segons el nostre tipus d'addicció, comportarà unes conseqüències determinades que afectaran els nostres sentiments, la nostra manera d'actuar i, en general, tota la nostra vida i la vida dels qui ens envolten.

L'addicció és una malaltia crònica, i no «un vici», com molta gent creu. I, no, no es cura només amb voluntat, ni d'un dia per l'altre, com ho afirmen, defensen i fins i tot en presumeixen alguns irresponsables.

Com a malaltia crònica que és, recuperar-se de l'addicció requereix voluntat. I ganes, moltes ganes, infinites ganes de curar-se. Però per un mateix, no pels altres. Com a malaltia crònica que és, requereix un tractament adequat. I llarg. No trobareu cap altra sortida. De miracles... no n'hi ha.

L'addicció no desapareixerà mai del cervell d'un addicte, però amb un tractament correcte és possible estroncar-la o estacionar-la, perquè quedi latent i puguem fer una vida «normal»..., si és que la normalitat existeix.

Els addictes, com a malalts crònics que som, haurem d'aprendre a viure, a conviure, amb l'addicció, ja que ens acompanyarà la resta de la nostra vida. Aprendre a viure, a conviure amb ella, vol dir conèixer-se, entendre's, estimar-se. Dit d'una altra manera, reconèixer els nostres límits i canviar la vida passada.

Tot això ho vaig aprendre al centre que em va salvar la vida, gràcies a diverses persones i eines; entre elles, un llibre que em va costar suor i llàgrimes llegir, obrir fins i tot. Em va costar perquè me'l van donar el primer dia de la meva nova vida, la que estic vivint ara, quan no n'era capaç ni conscient, d'això. Em va costar perquè soc un gran dislèxic no diagnosticat, que barreja paraules i xifres sense sentit en un tres i no res. I em va costar perquè era un mirall en què no volia, ni podia, mirar-me.

Adicción, la gran epidemia, escrit per Francesc Forcadell i publicat el 2002 per l'editorial Swami. Aquestes són les dades d'una publicació petita en pàgines, però gran quant a contingut, escrita per un addicte que va viure el seu propi procés de salvació en el mateix centre d'addiccions que jo.

L'addicció és una malaltia. Ho has d'acceptar, ho has de comprendre i demanar ajuda, siguis o no capaç de reconèixer-ho.

L'addicció no es controla, has de seguir un tractament per combatre-la, evitar recaigudes o pràctiques de «curació» equivocades.

L'addicció no té cura, però si la tractes, podràs viure una vida plena. Podràs menjar, sortir, divertir-te...; en definitiva, viure sense alcohol i sense altres drogues. Això és el que vull explicar en aquest llibre. I amb el meu testimoni, donar esperança a persones i a famílies que ho estan vivint.

PART I

L'ADDICCIÓ

I

L'alcohol: la porta d'entrada

De mis secretos deseos,
de mi manera de ser,
de mis ansias y mis sueños,
qué sabe nadie,
qué sabe nadie...

MANUEL ALEJANDRO, «Qué sabe nadie»,
de l'àlbum de Raphael *En carne viva*, 1981

Quan el Govern va anunciar la fi de l'estat d'alarma després de mesos de restriccions diverses a causa de la covid, la gran epidèmia mundial del segle XXI, vaig pensar que la festa que vindria seria bona. Em vaig quedar curt. La primera nit sense toc de queda em va semblar una bogeria vista des de la distància. Ho vaig veure en els informatius de televisió, a Twitter, em van arribar vídeos per WhatsApp... I em vaig reafirmar en el que ja sabia per experiència pròpia: en aquest país tenim un problema greu amb l'alcohol, i el primer i principal és que no el considerem una droga, quan ho és, i letal. Al nostre país i els més propers, vaja, i si no vegeu les notícies i els fets.

«Alcohol, alcohol, hem vingut a emborratxar-nos i el resultat tant ens fa!», cap a dos quarts de dues, una multitud ho corejava a crits a la Puerta del Sol de Madrid. Celebraven la fi del toc de queda i s'entén que el resultat era el de la PCR. La matinada del dissabte al diumenge marcava la caiguda de l'estat d'alarma i la festa va inundar unes quantes capitals espanyoles. A Barcelona, centenars de persones es reunien en diversos punts, entre ells la porta del Tribunal Superior de Justícia, bevent i ballant sense mascaretes ni distància. Les festes eren com un monstre de mil caps: es regeneraven cada vegada que la guàrdia urbana obligava a dispersar-les. A la platja es va fer una macrofesta, amb un botellot a l'estil de Cap d'Any. De Múrcia a Salamanca, es van repetir escenes semblants.[1]

La meva porta d'entrada a l'addicció va ser l'alcohol, una droga no considerada com a tal, acceptada i estesa en la nostra societat, i que acostuma a acompanyar tota mena d'àpats i celebracions, diürnes i nocturnes. Per això, i sense saber-ho ni voler-ho, els meus primers «camells» van ser els meus pares, ja que la primera copa me la van donar ells.

Als setze anys vaig conèixer l'única xicota que he tingut mai. Va ser a través d'un grup d'amics comuns del Maresme. Jo he sabut tota la vida que soc gai, però ella em va cridar l'atenció com a persona. A més, pensava que la societat esperava de mi una parella femenina i fills, «el que estava bé». Aquest autoengany em convertia en el «marieta» del col·legi, el «marieta» del poble, el «marieta», en definitiva. I per demostrar que no ho era vaig començar a sortir amb ella.

Per joventut, per innocència, ella va ser la millor parella que vaig tenir abans del tractament. Vam créixer plegats, vam

1. Patricia Gosálvez, «Reencuentros familiares, bares llenos o miedo a quedarse atrás: el mapa emocional ante el cambio de fase», *El País,* 9 de maig de 2021.

descobrir el món junts... Recordo que aquesta època va ser molt feliç. Cada any viatjàvem a una capital europea, anàvem al teatre, sortíem a sopar... La primera vegada que vaig estar al Bulli va ser amb ella!

En aquesta època no prenia drogues dures, no havia fumat mai ni un porro ni un cigarret, però bevia més del compte, una cosa acceptada i normalitzada per la societat. No està mal vist que t'emborratxis quan ets jove! Jo no contemplava l'alcohol com una droga. Ni jo ni ningú.

El meu comportament era el d'un xaval de divuit anys aparentment «normal», que no sortia si l'alcohol no estava assegurat i que, quan el metge li receptava antibiòtics perquè tenia mal de coll i li recomanava que no begués mentre se'ls prenia, anava a la farmàcia perquè li donessin un substitut que li permetés fer-ho. Molt «normal» tot. Si això no és una malaltia, que baixi Déu i m'ho digui.

El dia que la meva nòvia va complir la majoria d'edat, vam anar a celebrar-ho amb tot el grup d'amics a un restaurant de Calella —un municipi de la costa a tocar del meu Sant Pol natal— que freqüentàvem i que era famós per les seves coques de pa amb tomàquet, formatges, embotits i, sobretot, per la seva sangria. No recordo quants érem, suposo que una vintena, però sí que un dels meus regals va ser pagar totes les begudes del sopar. I també la meva eufòria, la meva «felicitat». No per l'aniversari, sinó perquè no hi havia veda d'alcohol.

No acabàvem una gerra de sangria que jo ja en demanava una altra. I quan el preat nèctar arribava a la taula, m'aixecava i omplia les copes dels convidats fins a dalt de tot. A continuació, els «obligava» a beure el líquid d'un sol trago amb jocs absurds i expressions típiques que convidaven a fer-ho («sant Hilari, sant Hilari...»).[2] Els amics, per vergonya

2. Expressió catalana que es diu com a part del ritual d'un brindis per beure's la copa d'un sol trago.

o de vegades també per eufòria, bevien i bevien. I jo vaig repetir el procediment fins en cinc ocasions: «Una altra gerra de sangria!». Els addictes fem servir la tècnica d'emborratxar els altres per dissimular la nostra desesperació; no ho fem conscientment, és la malaltia que ens domina.

Llavors va arribar el pastís —no hi ha aniversari que no en tingui— i la resta dels regals. La sangria no em va semblar suficient —perquè no hi ha brindis sense bombolles— i vaig demanar cava. En dues ocasions. Arribats en aquest punt, els convidats ja no van seguir el meu ritme. Ni el restaurant ens va convidar a xarrups a causa del meu estat d'embriaguesa. Però ningú em va cridar l'atenció, perquè aquest era el meu estat natural les nits dels dissabtes. I com que encara era aviat, vam demanar el compte per seguir la festa a la discoteca. Per a la majoria, això significava ballar; per a mi, continuar bevent.

Tot just entrar em vaig separar del grup, em vaig acostar a la barra, vaig demanar una copa i me la vaig beure sense respirar. Quan vaig acabar en vaig demanar una altra per a la meva nòvia i la vaig anar a buscar. Quan la vaig trobar em va mirar amb els ulls com unes taronges preguntant-me: «Una altra?». Jo li vaig tornar la mirada amb cara de nen trapella, però ella, molt seriosa, em va dir: «Marxem. Ja en tinc prou. I tu també». Així, truncada per un nòvio borratxo, va començar el final de la celebració de la seva majoria d'edat.

Mentre anàvem caminant cap a casa seva, on em quedaria a dormir, pensant que la passejada ens aniria, m'aniria, bé, «l'efecte túnel» va assolir la màxima esplendor. Si t'has passat amb l'alcohol alguna vegada ja saps de què parlo. Si no, imagina't que ho veus tot borrós menys un punt i que intentes enfocar la visió, centrar-la en aquest punt nítid, però que el punt no para quiet. I que, a més, t'acompanyen vertígens i nàusees. La sensació és una barreja d'eufòria, cansament i derrota.

En aquell moment, em va agafar per fer voleiar les bosses que duia a les mans amb els regals dels nostres amics. Era un joc, però estava espatllant la nit encara més. «Raül, para que els destrossaràs!», em repetia ella. Però el borratxo no escolta, i repetia el mateix moviment una vegada i una altra: feia voltar el braç on portava les bosses com una hèlice, com els llançadors en les Olimpíades, i les llançava com més lluny millor. Els regals van arribar trencats, i jo també.

Ja a casa seva, ens vam ficar directament al llit i el que va començar a donar voltes va ser el meu cap. És de les pitjors sensacions que recordo d'estar begut. I el punt final, els vòmits. Estant tots dos al llit el meu cos no va aguantar més i vaig començar a expulsar la sangria ingerida. La meva nòvia em va enviar a la dutxa. Mentrestant, va canviar els llençols. Sense dir res, ens vam adormir. L'endemà em vaig llevar com vaig poder i me'n vaig anar a treballar al supermercat dels meus avis. En tornar, i després d'una migdiada considerable, vaig tornar a casa de la meva nòvia amb el cap baix i la cua entre les cames. Desafortunadament, no va ser l'únic episodi desagradable que vaig viure amb ella. I és que, en aquella època, jo no ho sabia —ningú ho sabia—, però ja era un addicte de manual.

Malgrat tot, estant amb ella vaig començar a ser cuiner professional i vam coincidir un temps al Sant Pau, on va treballar per pagar-se els estudis. Vam estar plegats fins a finals del 1998. Ho vaig deixar perquè «allò meu» no es podia aguantar per cap banda, la meva vida era sempre amagar el cap sota l'ala, tot era una excusa per beure. No poder sortir d'aquí em va portar a una depressió de cavall, i els pares de la meva nòvia van contactar amb una psicòloga perquè m'ajudés. «T'has de buscar», em va receptar. «T'has de buscar» és una frase recurrent de tots els psicòlegs. I li vaig fer cas. Vaig començar a buscar-me en un local gai de Lloret. I vaig començar a trobar-me. Primer hi anava a beure, a mirar, no per enrotllar-me amb ningú, però com més em trobava més sortia. I vaig començar a freqüentar Barcelona per seguir buscant-me, i allà em vaig ajuntar amb el pitjor de cada casa.

Un dia, durant la meva transició de sortir de l'armari i després d'una de les escapades en què desapareixia sense avisar, la meva nòvia em va dur menjar a casa. I me'l va llançar a la cara. «Que vagi de gust», em va dir gairebé escopint les paraules. En aquell moment vaig tenir clar que la pilota era tan grossa que no hi havia escapatòria, i em vaig prendre tots els medicaments que vaig trobar per casa —els que m'havia receptat la psicòloga amb l'ajuda d'un psiquiatre—, més per cridar l'atenció i demanar ajuda desesperadament que per suïcidar-me. Vaig perdre la consciència al bany, on em va trobar la noia de la neteja, segons em van explicar.

Em vaig despertar al cap d'unes hores a l'hospital, després que em fessin un rentat d'estómac. No sé quantes pastilles van ser, perquè a casa no se n'ha parlat mai més, d'aquest episodi. Suposo que els va provocar, i encara els en provoca, molt dolor. En aquell moment vaig sortir de l'armari. I vaig deixar la meva millor amiga, tot i que no hem perdut mai el contacte.

Després del rentat d'estómac, em van portar a un psiquiàtric de Terrassa i hi vaig estar dues setmanes ingressat. Quan vaig tornar a casa no volia sortir i el meu pare va entrar a la meva habitació. Volia saber què em passava i jo em vaig armar de valor: «És possible que tinguis un fill marieta, pare», li vaig dir. «I per això plores, Raül? Si vols ens agafem de la mà, anem al banc, preguntem quants diners devem i plorem de debò. Fes el que vulguis a la vida, fill. Si ets feliç, endavant. Només et demano respecte pel teu entorn. I tot anirà bé», em va respondre. A ells no els importava amb qui anava i deixava d'anar. Llavors, vaig pensar, s'obre la veda.

★ ★ ★

Les etapes inicials de l'addicció es caracteritzen per la tolerància i la dependència. Després d'un cert assaborir la droga, l'addicte comença a necessitar-la en més quantitat per aconseguir els mateixos efectes sobre el tarannà, la concentració, etc. Aquesta tolerància provoca un progrés geomètric del consum que l'acosta a la dependència. El drogoaddicte sent una intensa ansietat compulsiva, un patiment emocional que es converteix en físic si se li impedeix l'accés a la droga. Tolerància i dependència són degudes a l'anul·lació de certes parts del circuit de recompensa, la qual cosa no deixa de resultar paradoxal.[3]

3. Eric J. Nestler i Robert C. Malenka, «El cerebro adicto», *Investigación y Ciencia,* maig del 2004.

2

El meu regne per una droga

Puede que solo sea artificial.
Puede que, a mi manera, me sirva para olvidar.
Prometí que nunca volvería a caer,
pero esta vez no lo quiero evitar.
Y es que me hace volar.

OLVIDO GARA, IGNACIO CANUT i LUIS PROSPER,
«No sé qué me das», de l'àlbum
de Fangoria *Naturaleza muerta*, 2001

No hi ha menys drogues en un poble com Sant Pol de Mar que en una ciutat com Barcelona. I és molt fàcil trobar-ne, en una discoteca i en qualsevol banda. O ho era quan jo em drogava, suposo que encara és així.

Va haver-hi un temps que no sortia si no hi havia alcohol o altres substàncies euforitzants pel mig. I no em refereixo només a «anar de festa».

Va haver-hi un temps que no anava de vacances si a les destinacions no hi havia bars. No em vaig plantejar mai fer un safari, endinsar-me a la selva o perdre'm als fiords, perquè sabia que em costaria trobar-hi droga. O més aviat, sí que m'ho vaig plantejar i em vaig prohibir viatjar a molts llocs perquè no en podia comprar. Repetia com un lloro: «M'agraden les vacances d'asfalt». La droga em dirigia.

Va haver-hi un temps en què feia servir la cocaïna per parlar, per expressar-me, i la marihuana per calmar-me..., tot i que aquesta droga em produïa el contrari. La gent se sol calmar quan fuma xocolata, però a mi em tornava molt estúpid i parlava com un boig. De pastilles per dormir no en vaig prendre mai, això no, perquè em feien molta por; si te'n prens dues o tres després d'una nit de drogues, el cos no ho suporta. «Amics» meus van morir així. I jo no volia acabar com ells.

Malgrat tot, va haver-hi un temps que vaig tenir molt poca consciència sobre els perills d'aquesta «vida». Arribava a una discoteca, feia un escombrat visual i, normalment, localitzava el camell, no fallava mai. Després, ves tu a saber el que em venien. És com si estiguessis malalt, et donessin un interruptor i et diguessin: «Fes-lo servir, això et curarà». Ara crec que la(les) droga(drogues) produïa(produïen) en mi un efecte placebo i res més.

Recordo una camella, portera d'un edifici a l'Eixample de Barcelona. La vaig conèixer a través de la meva primera parella homosexual, amb qui vaig tastar la cocaïna per primera vegada. No per culpa seva, ei, va ser perquè jo vaig voler. Entre els parents d'aquest noi hi havia «la tia Pili», la portera. Recordo que tenia dues filles jovenetes i que jo passava la tarda del dilluns allà per drogar-me. Ella i jo a l'habitació drogant-nos i les nenes veient la tele... Després de conèixer-la, sempre buscava la manera d'enredar la meva parella i visitar-la. «Anem a Barcelona, anem a veure la tia Pili», li insistia cada dos per tres. I és que així que vaig tastar la cocaïna vaig pensar: «Això és el que se'm posa bé, a mi». Em feia sentir més valent, més poderós, com el que cantava Fangoria a «No sé qué me das». Era una falsa seguretat, és clar.

Si consumeixes, notes com es mou la gent que consumeix com tu. En els espais d'oci nocturn és fàcil detectar i contactar amb els consumidors, observes els que estan més a prop del lavabo i t'hi acostes. Recordo una nit, a la discoteca Salvation —quina ironia de nom!—, on vaig anar de festa al costat d'un company del Sant Pau, vaig comprar alguna cosa i me'n van donar una altra. I, de sobte, em vaig començar a trobar malament, vaig anar caient i em vaig mig desmaiar. Em vaig quedar com inconscient, recolzat a l'escala que donava al carrer. Recordo que no podia moure els braços, era com si estigués fora del meu cos, i que se'm van acostar unes persones per interessar-se per mi, per «ajudarme». «Et trobes malament, què et passa, anem a fora, t'acompanyem...». I vam sortir. Però de seguida el meu amic em va anar a buscar i els va dir: «Aquest està amb mi!». I em sembla molt que em va salvar. Perquè corrien rumors que, a les discos, es donaven aquestes pràctiques, et venien gat per llebre i quan et veien sense forces, t'oferien ajuda, t'acompanyaven a fora i t'ho prenien tot. Aquell dia, com molts altres en la meva vida d'addicte, vaig tenir sort.

Sé que quan consumia i anava als bars de Sant Pol de Mar, els desconeguts em feien cas perquè els convidava a beure, tot ho pagava jo i, de vegades, me'ls emportava a casa, on seguíem de festa. Sé que, més d'una vegada, quan en volia comprar, el camell de torn de la disco em deia que la tenia a fora perquè no l'enxampessin amb la droga a sobre, i jo l'acompanyava. «Dona'm la pasta i espera't aquí», em van dir en més d'una ocasió. I jo sabia que existia un 50% de possibilitats que tornés i un altre 50% de ser enganyat. En general passava això últim, però hi accedia igualment; preferia perdre els diners a perdre l'oportunitat de col·locar-me. I això que drogar-se no surt barat.

El preu estàndard d'un gram de cocaïna era de seixanta euros, de vegades en trobaves a cinquanta i en compraves, encara que fos de més mala qualitat. I això que l'altra també devia ser una merda, és clar. Calcula la despesa: seixanta euros, més totes les copes d'una nit, i multiplica-ho per tres (dijous, divendres i dissabte, o divendres, dissabte i diumenge). En un sol cap de setmana et podies gastar tres-cents euros o més. I això sense comptar els esmorzars i els sopars ficticis que precedien les festes.

Me n'he anat de ruta gastronòmica amb col·legues de professió i el que més recordo d'aquestes sortides és que he visitat grans restaurants i no he gaudit de res. Fèiem viatges gastronòmics d'un parell de dies i ja sortíem «carregats» de Barcelona. Jo anava sempre posat, mal menjava, només pensava en la beguda.

Recordo que, en una ocasió, amb la meva parella, vam anar a un gran restaurant de Marbella que ja no existeix. Vaig començar el sopar ben posat i, després, vaig voler continuar la festa. Ell i els meus altres acompanyants van dir que no, així que jo vaig desaparèixer. Vaig tornar l'endemà, a les sis de la tarda, amb el mòbil sense bateria. M'havia despertat poc abans en una casa desconeguda, no sabia ni on era. Un horror.

També recordo que, el 2004, dies abans de l'estrena del restaurant Sant Pau a Tòquio,[1] vaig volar a la capital japonesa i em vaig retrobar amb els cuiners que, mesos enrere, havien estat a Sant Pol per treballar a la casa mare i a qui la família i l'equip havíem passejat per territori català. Amb una copa de més i la confiança de «conèixe'ls», li vaig preguntar a un d'ells, a l'atzar, on podia comprar cocaïna. L'home em va respondre, espantat: «No, no, aquí no es pot». I com que no hi havia cocaïna, em vaig dedicar a beure.

1. «L'1 d'abril de 2004 es va obrir el restaurant Sant Pau al Japó, al centre de Tòquio, en un lloc privilegiat de la ciutat. El restaurant era una verdadera rèplica del Sant Pau de Sant Pol de Mar, tant pel que fa a l'aspecte exterior com a l'atmosfera interior, inclosa la filosofia culinària i gastronòmica de Carme Ruscalleda. Actualment, l'establiment s'ha traslladat al Kitano Hotel Tokio, a Chiyoda-ku. Continua respectant la cuina catalana estacional, que inspira el discurs culinari de Carme Ruscalleda, elaborant els seus plats amb els productes frescos del Japó».

El dia de la inauguració no vaig desentonar dels altres convidats, perquè a la nit beu tothom, però al matí tenia tanta ressaca que vaig faltar al meu primer servei. «Qui vol tenir un gust ha de tenir un disgust», em repeteix la mare des dels setze anys. Per disgust, el que havia agafat jo la nit abans, vaig beure tant que em va agafar una plorera imparable i volia llançar-me al riu. Sort que un company em va portar a l'hotel. I no en vaig sortir fins a les quatre de la tarda, mentre que la resta de la plantilla apareixia formada i uniformada a l'hora que tocava, encara que s'hagués embolicat com jo la nit abans.

Dos anys després, amb el Sant Pau ja obert, vaig visitar novament la ciutat com a integrant d'una expedició de cuiners espanyols. Passàvem els dies a l'Escola Hattori de Cuina i Nutrició i, l'última nit, vam decidir sortir. Així ho vam fer fins que tots els meus col·legues es van retirar a dormir menys jo, que volia continuar. La meva parella de llavors, que em va acompanyar al viatge, em va dir que no. «Anem a l'hotel», em va demanar. Però no li vaig fer cas. I em vaig quedar sol a la ciutat, sense recordar el nom de l'hotel on estàvem allotjats i sense Google Maps per guiar-me, perquè els *smartphones* just estaven començant a sortir al mercat.

Vaig acabar en un local de la cadena de restaurants Jonathan's, on serveixen menjar americà. Em vaig asseure a la taula i vaig demanar un banquet (torrades, ous, salsitxes...) perquè tenia una gana ferotge. I em vaig quedar adormit a la taula sense tastar res. Com que al Japó respecten el borratxo, no em van dir res fins al cap d'un parell d'hores, quan em van tocar l'espatlla i em van deixar la nota a la taula. Vaig pagar el compte sense haver tastat res. I no recordo exactament com vaig tornar a l'hotel, només que vaig agafar un taxi i li vaig donar tres o quatre noms d'allotjaments que em sonaven fins que ho vaig encertar. Quan vaig arribar i vaig entrar a l'habitació, la meva parella estava desperta i furiosa. No em va parlar en dos dies. Amb raó.

3
Tothom ho fa

Greetings, citizens-
We are living
in the age
in which the pursuit of all values
other than
money, success, fame, glamour,
has either been discredited
or destroyed.
Money, success, fame, glamour.
For we are living in the age of the thing.[1]

F. BAILEY i R. BARBATO,
«Money, Success, Fame, Glamour», de l'àlbum
de Felix da Housecat, *Party Monster*, 2003

Jo vivia per sortir. Pensava que drogar-se era *cool*. Al meu cap, si no et drogaves eres un ignorant, i jo era guai, tot i que

1. «Salutacions, ciutadans, / estem vivint en l'era / en què la recerca de tots els valors / que no siguin / diners, èxit, fama, glamur / ha estat desacreditada / o destruïda. / Diners, èxit, fama, glamur. / Perquè estem vivint en l'era de les coses».

realment era just el contrari. La imatge que projectava no tenia res a veure amb la que m'imaginava.

El 2003, treballant al Sant Pau, el meu objectiu a la vida era que arribés el dijous o el divendres per sortir i beure. Pensava que ho feia tothom; amb els anys he vist i entès que no.

Recordo que treballava amb desgana i que sortia amb algun company del restaurant fins a les sis o les set del matí, quan el poble es desvetllava i sentia els nens que anaven a escola. Jo, col·locadíssim, pensava: «Has de dormir, t'has de dutxar per anar a treballar...». I a tres quarts de deu em reincorporava al restaurant, sense haver dormit, amb el ceballot al damunt. Segur que arribava tard, llavors no era gens puntual. «Ah, vaja, bé». Aquesta era la meva disculpa. I enganyar dient que em trobava malament.

Però quan hi era treballava, treia les castanyes del foc. Els meus pares tenien un fill bipolar —no diagnosticat— que, d'una banda, complia, però que, d'una altra, passava de tot mundialment. Els meus pares patien perquè jo no m'afegia al carro empresarial, només volia diners per «vestir-me» i per consumir drogues. Vivia per a aquell fals glamur que m'omplia, o això em pensava, perquè estava més buit que ningú, encara que jo em sentís Déu. Pensava que la meva vida era com una pel·lícula, en gran, i jo, el centre de l'univers.

En aquesta època tenia zero control econòmic del que guanyava. Els diners se n'anaven volant, entraven i sortien, i jo no n'era conscient. Amb els diners et desinhibeixes, compres amistats, sobretot si no et valores. Com que jo no em valorava, comprava per a mi i per als meus «amics». I així m'anava.

Una vegada, vaig anar a cobrar el taló del sou. En vaig ingressar una part i vaig demanar cinc-cents euros en efectiu per gastar-m'ho en droga. Al banc em van donar un bitllet i, immediatament, vaig anar a buscar el camell que tenia més a prop. La història és que ens reincorporàvem al servei de la nit a dos quarts de nou del vespre i jo vaig anar a casa del meu proveïdor mitja hora abans. «No tinc res, però ara mateix vaig a buscar-ne. Quant en vols?», em va dir. «Tens canvi?», li vaig contestar, ensenyant-li el bitllet morat. «Ui», em va respondre. «Dona-m'ho tot, així en podré comprar més i et faré rebaixa». I jo li vaig dir: «Ah! Fantàstic! Té el bitllet, ja vindré després». I me'n vaig anar a treballar. Vaig passar tot el servei pensant en la droga i, quan vaig acabar, vaig tornar, vaig trucar a la porta i ningú m'obria. Vaig insistir i al final va aparèixer una brasilera magnífica, però ionqui com jo. «Quan te n'has anat, han tornat a trucar a la porta. Eren els Mossos d'Esquadra, i han detingut el nostre amic. El tenen a comissaria», em va dir. Aquell dia, em vaig quedar sense droga i sense part del sou del mes, que vaig perdre per sempre. Però vaig continuar veient aquella noia, perquè es va quedar el negoci i, com que tenia droga, va passar a ser «la meva nova millor amiga». Recentment, la noia en qüestió va contactar amb mi per Instagram. Evidentment no li vaig contestar perquè la meva «amiga» no era tal.

En realitat, no m'ha quedat amistat amb ningú d'aquells dies, perquè no existeixen amistats vertaderes quan ets addicte, el que hi ha és un interès egoista per sortir, tenir algú amb qui anar i tornar, tenir algú amb qui consumir. Jo era molt vergonyós i la droga em desinhibia, em feia més sociable. O això és el que jo em pensava. Un altre dirà que en pren perquè el calma, i un altre, perquè el centra. Tot és el mateix engany. Jo sempre anava acompanyat i consumia acompanyat. Però la meva única amiga, la meva parella, la meva companya, la meva veritat, el meu déu, el meu tot, era la droga.

Recordo l'obertura del restaurant Moments, a l'hotel Mandarin Oriental, a Barcelona, el 2009. Malgrat les meves pors, va ser una època molt feliç. Als inicis, em vaig comportar: entre setmana, només treballava; sortir i emborratxar-me eren cosa dels caps de setmana. Potser no feia tant «de les meves» o potser estava més controlat i, gràcies a això, el restaurant va créixer i es va aposentar. Però la cabra tira a la muntanya i, al cap d'un temps, l'addicció va anar a més. Al principi del 2012, ni el cos ni la ment en tenien prou, amb aquella vida, i una de les tardes ja no vaig tornar a casa entre servei i servei. Vaig trucar a un camell. Una setmana ho vaig fer un dia i una altra dos; una setmana sí, dues no... Fins que va arribar un moment en què, sense saber com, tot plegat es va descontrolar.

Un matí vaig entrar a la cuina del Moments i la sommelier em va amollar: «Fas una pudor d'alcohol que empestes». Tenia raó, els meus porus transpiraven aquella olor forta de qui abusa de la beguda. Vivia atrapat en la droga i en el temps, en un dia de la marmota etern; encara que fossin diferents, els meus dies sempre eren iguals. Pels matins arribava tard, amb aquell «aroma» impregnat a la pell; feia el servei de migdia com podia i, en acabar, me n'anava a dormir la migdiada al cotxe —un Smart que encara conservo— perquè no m'aguantava dret. A les nits, torna a començar, un servei a empentes i rodolons, i en acabar, anava a dormir a Sant Pol, sol, perquè no em parlava ni amb la meva parella. I sant tornem-hi, una espiral.

Agafava el cotxe tranquil, cansat, amb la confiança de qui se'n va al llit després d'un dia llarg. «Avui a dormir, Raül. Avui a dormir», em deia mentre engegava. Al trajecte per sortir de la ciutat seguia convençut que me n'anava a dormir, orgullós de fer-ho. A l'altura de la ciutat de Badalona mantenia els bons pensaments i, uns quants quilòmetres enllà, quan passava pel peatge de Vilassar de Mar, mirava el rellotge digital del meu Smart. «Encara és aviat, Raül, no és ni mitjanit...», pensava. I un silenci s'apoderava de la meva ment. «Porta't bé, Raül, porta't bé», m'animava jo mateix. Uns segons més i ja estava fent la trucada que no volia fer. «Que no l'agafi, que no l'agafi», pensava mentre sonava. Però, en realitat, la bèstia volia que el destinatari despengés, perquè si no ho feia, tornaria a trucar-li les vegades que calgués.

—Sí?

—Hola, soc jo, em fas mig favor? O un favor? O un favor i mig?

Els «favors» eren la nostra expressió en clau per referir-nos als grams de cocaïna.

I, de sobte, en el peatge següent, amb la confirmació que podria disposar del preat favor, premia l'accelerador com si no hi hagués futur, sense pensar en les conseqüències, ara me n'adono. La malaltia de l'addicció t'empeny a fer aquestes bogeries, no t'importa res, ni haver de provocar un accident en carretera, tan trist com veritat.

I allà estava el nucli de l'espiral. Cada dia el mateix, cada nit també.

Aparcava a pocs metres d'un caixer automàtic, resant per disposar de saldo o crèdit. Treia els diners per a la transacció i em dirigia a casa del camell, que ja m'esperava. Entrava, saludava i li preguntava què tal sense que la resposta m'importés. Jo li donava els diners, i ell, les bossetes desitjades. Tornava al cotxe com un llampec i conduïa desesperat pels carrers estrets del meu poble fins que arribava a casa. I començava el festival, tot sol, amb la dama blanca. Obria una cervesa, me la bevia a l'instant. I després una altra. Movia un moble, escrivia. I una altra. I així tocaven les sis i intentava dormir. I tocaven les vuit i sentia la remor dels carrers que es posaven en marxa. I em sentia malament, molt malament. I recordava que encara em quedava alguna cosa i m'ho acabava mentre m'arrossegava a la dutxa. I obria l'aixeta, i l'aigua em feia mal quan em mullava el cap. I plorava. I em sentia com una merda. I sortia de la dutxa pensant que un cafè ho solucionaria tot. I en barnús, amb el cafè en una mà i un cigarret en l'altra, m'adonava que no havia menjat res sòlid des del migdia del dia abans. I el rellotge de la cuina marcava les deu del matí, i sabia que en aquella hora ja hauria d'estar entrant a la feina. I pensava una excusa mentre em canviava sense forces i desfeia el trajecte recorregut deu hores abans, amb l'ànima per terra, mentre em prometia «demà dormiràs, perquè aquest ritme et matarà». I arribava tard i m'encreuava amb la sommelier que em tornava a dir: «Fas una pudor d'alcohol que empestes». Tots els dies eren iguals; totes les nits, també. Perquè en l'addicció mana el teu subconscient i fas el que fas perquè el teu cos i la teva ment ho necessiten. I ho pagues car.

Abans del meu ingrés encara vaig viure tres episodis més de descontrol que van ser sonats.

Un, als Estats Units. Hi vam anar el 2012 convidats per Harvard i la Fundació Alícia per fer una conferència a la Universitat de Boston. La intervenció va ser perfecta, però una vegada més, ho vaig enredar tot. Em vaig passar la tarda bevent sense pensar que el traductor de la nostra ponència ens recolliria al cap d'unes hores per dur-nos a sopar a un restaurant xinès de la ciutat, un de molt conegut. Quan va arribar, la meva parella no podia més perquè m'havia seguit el ritme bevent i va declinar la invitació. Una altra persona s'hauria disculpat i retirat amb el seu acompanyant a l'hotel, però jo vaig preferir deixar-lo en un taxi i anar a sopar, més ben dit, a beure, amb el traductor. Després del «sopar», vaig continuar la festa amb uns amics d'uns amics que no coneixia dins un cotxe, demanant cocaïna a crits, obligant-los gairebé a aconseguir-ne sense pensar en les conseqüències. Va ser com viure en una pel·lícula... de terror, vist des de la distància. Vaig arribar a l'hotel a l'hora que el nostre avió s'enlairava cap a Las Vegas. I el vam perdre, és clar. I vam aterrar a la ciutat que no dorm mai un dia més tard perquè una forta tempesta va impedir que ho féssim abans. Quan hi vam arribar, per una nit, em vaig portar bé. Estava avergonyit. Tot i que la vergonya no va durar gaire.

Sé que no vaig arribar a enganxar-me al joc perquè no em va cridar mai l'atenció. Ni a Las Vegas! I això que vaig visitar els casinos i hi vaig jugar, però només perquè et donaven begudes gratis si jugaves. Vaig decidir gastar-me cent dòlars, i els vaig recuperar jugant i vaig pensar que era el més llest..., però era el més borratxo. L'alcohol em desinhibia de tal manera que tant me feia vuit que vuitanta. I em va agafar per comprar-me un bossa de mà d'una gran marca francesa. A Las Vegas, sí. Recordo que vaig treure una targeta de dèbit davant l'atònita mirada de la meva parella, una targeta que no va passar perquè ja no hi havia diners, al meu compte. I en vaig treure una altra, de crèdit en aquest cas, i em vaig gastar mil cinc-cents dòlars —llavors uns mil dos-cents euros al canvi— en un bossa de mà que no necessitava. I encara quedava la meitat del viatge. El Raül d'avui no ho faria ni boig, però el de llavors era així. Aquest era el meu dia a dia. Dels Estats Units només en recordo els bars. Quina tristesa.

Un altre episodi va passar a Sant Pol de Mar. Va ser arran de la proposta d'un periodista i crític gastronòmic de Barcelona, que va contactar amb la meva mare i li va dir que volia dedicar la portada del dominical del diari en què treballava al Nadal dels Ruscalleda. La proposta consistia a fer un simulacre de la festa amb la família, uns vint comensals, un dilluns. Havíem de cuinar els plats, muntar la taula, vestir-nos per a l'ocasió...

Recordo que la nit abans em vaig empipar amb la meva parella perquè jo volia anar a un bar del barri de Barcelona on vivíem i ell em va dir que no. «Demà tenim feina», em va recordar. Però jo no vaig cedir. I mentre ell se'n va anar a passar la nit a Sant Pol, jo em vaig embolicar al bar en qüestió, i vaig acabar al nostre pis en comú amb ves tu a saber quines amistats, sense fer cas dels trucs de la veïna, que es queixava que fèiem massa soroll.

A les nou del matí del dilluns en qüestió, la meva parella va començar a enviar-me missatges, preguntant-me on era. Fins que vaig aparèixer, borratxo, demacrat, sense dormir, vestit de diumenge, i em vaig acomodar entre tota la meva família ja asseguda al voltant de la taula per ser fotografiats per l'equip del diari.

L'altre dia va aparèixer la revista per casa. Mires aquella portada i hi veus la meva falta de dignitat. I vaig recordar que quan la meva parella em va veure les pintes va esperar que el fotògraf acabés per aixecar-se i marxar. Què vaig fer, jo? Crec que em vaig quedar dormint la mona i vaig continuar la *party* tot sol, més tard...

El tercer episodi sonat el vaig viure amb una altra periodista d'un programa gastronòmic nocturn que va voler entrevistar-me per parlar sobre el llibre *Recetas antiaging: gastronomía y ciencia*,[2] que vaig publicar el 2012 amb la meva mare. El llibre s'inspirava en la medicina del mateix nom, sorgida amb motiu de l'augment de l'esperança de vida, que se centra a curar i prevenir malalties, així com a alentir els efectes del pas del temps. En aquesta dieta, els productes de temporada hi tenen un paper fonamental, i així ho mostràvem la meva mare i jo amb setanta-dues receptes (sis per cada mes de l'any) junt amb el doctor Manuel Sánchez, responsable de la Unitat Antiaging de la Clínica Planas, que aportava consells mèdics sobre les elaboracions. Alguns dels plats que hi vam seleccionar formaven part de la carta del restaurant Moments en aquesta època.

Total, que vam acordar amb la periodista que em trucaria en directe cap a la una de la matinada, i quan vam acabar el servei de nit, cap a les onze, la meva parella em va dir que anéssim a casa a esperar la trucada. «No, anem al bar i ja pujarem», li vaig respondre jo. I vaig començar a beure mentre ell em renyava recordant-me la cita... Vaig pujar tan borratxo a casa que no vocalitzava i no sabia el que em deia. Fins i tot jo em vaig adonar que estava molt malament i, a mitja

2. Carme Ruscalleda, Raül Balam i Manuel Sánchez, *Receptes antiaging: gastronomia i ciència*, Barcelona, Columna Edicions, 2012

entrevista, vaig penjar el telèfon. El Sant Jordi d'aquest llibre ja no el vaig viure. Al cap de dos mesos m'ingressaven.

Espòiler. Al cap d'un mes del meu ingrés vaig tenir la meva primera trobada amb el doctor Ángel Rubio, cofundador del centre junt amb la psicòloga Blanca Brigos, la seva dona. En aquesta primera visita vam parlar de l'alcohol, substància que jo no contemplava com a droga, al contrari. Li vaig explicar que mesos abans havíem estat treballant en el llibre amb el doctor Sánchez i els vaig parlar d'un estudi sobre el vi negre que assenyalava els beneficis saludables de prendre'n dues copetes diàriament, pels tanins que conté. Ell em va respondre que estava equivocat, que potser «a la gent» li podia anar bé, però que a mi no, perquè mai en tindria prou. I que ell, per exemple, havia decidit no beure alcohol com a opció de vida. «Quin paio més estrany», vaig pensar. No entenia res.

4
La reina del Carnestoltes

No puedo vivir sin ti,
no hay manera.
No puedo estar sin ti,
no hay manera.

COQUE MALLA, «No puedo vivir sin ti»,
de l'àlbum de Los Ronaldos *Cuatro canciones*, 2007

El Carnestoltes és una data imprescindible en el calendari familiar i en el dels que viuen a Sant Pol de Mar.

Quan em drogava, la meva obsessió era tenir clar el que em posaria i que no em faltés droga durant els tres dies, divendres, dissabte i diumenge, que dura la festa al meu poble. D'aquesta època només en recordo això. I l'ànsia de beure. I l'horror si havia de deixar en custòdia la meva «bosseta» al company de consum de torn quan anava al lavabo. Em posava supernerviós desprendre'm «del meu amor», del que em donava «tot el que jo necessitava» al món.

Podia estar tota la nit sense ficar-me una ratlla si portava coca a la butxaca; si no, havia de buscar algú que em vengués el que fos. Em tranquil·litzava portar droga a sobre, encara que no la consumís. Ara observo, veig altres persones que consumeixen i penso: «Pobrets». Els pobrets no s'adonen de res. I els que no s'adonen de res em diuen: «I surts sense prendre res? Quin avorriment!».

Recordo que l'últim Carnestoltes abans d'ingressar al centre de desintoxicació, la temàtica de les disfresses eren els casaments. Aquell dissabte vaig treballar i, com que la meva parella tenia una reunió familiar el diumenge al matí a Barcelona, vaig decidir que dormiria a Sant Pol. «Demà és Carnestoltes, no ho facis malbé», em va advertir abans d'anar-se'n. I em vaig convèncer que no havia de sortir per no espatllar res. I em vaig ficar al llit. I al llit pensava: «Collons, que bé, Raül. Demà aniràs al Carnestoltes i t'ho passaràs molt bé». I em vaig adormir.

Em vaig despertar molt aviat, vaig esmorzar, em vaig preparar la disfressa... i, com sempre, sense voler, però volent, vaig trucar al camell. A les nou del matí ja havia fet «la compra»: la del diumenge i la que no m'havia pres el dissabte, o sigui, la nit abans. I me'n vaig anar de Carnestoltes. Anava disfressat de «la típica convidada marcolfa dels casaments de les pel·lícules». D'un estereotip, vaja. Vaig baixar al carrer ple de coca, ja no vaig menjar —perquè la cocaïna et treu la gana— i no vaig poder mastegar res, perquè se t'engarrota la mandíbula. Anava sol, no tenia «còmplices». Llavors va arribar la meva parella i vaig pensar que m'havia de portar bé perquè no s'enfadés. Fins que no vaig poder més i li vaig dir: «Escolta, mira, tinc això. En vols?». «Aquí et quedes», em va contestar. I se'n va anar. Se'n va tornar a Barcelona, furiós. I jo, dolgut, em vaig ficar tot el que em quedava i me'n vaig anar de Carnestoltes. I la gent em mirava i els podia llegir a la cara el que estaven pensant de mi.

Recordo perfectament anar embalat, amb la mare al costat. Pensar que estava bé, explicant-li alguna cosa superguai, quan no era ni una cosa ni l'altra. Recordo que se'm va acostar i recordo la seva mirava flipant, com si no em conegués. Imagina't què devia veure en mi.

Crec que aquell dia la meva germana Mercè em va deixar anar un parell de «Raül, t'estàs passant», o alguna frase per l'estil. Però a mi ja no m'importava, estava deixat anar, ja ni m'amagava de res, perquè havia perdut aquella capacitat... Vivia la falsa sensació de ser el rei del món i em pensava que tota aquella gent l'havien posat allà per entretenir-me. Em pensava que jo era el protagonista d'una pel·lícula anomenada *Vida,* quan, en realitat, era el bufó mediocre i patètic de la meva, de vida.

Com que m'havia quedat sense res, vaig tornar a trucar al meu camell. Quan anava a la «botiga» em vaig trobar amb un xaval del poble amb qui mai havia parlat més de tres frases seguides, però aquella nit la vam passar a casa meva, xerrant i consumint com si fóssim els millors amics del món. Quan va sortir el sol es va dutxar i li vaig deixar roba neta perquè pogués canviar-se i entrar decent a la feina. Molt temps després, en un intent de tornar amb la meva parella, ell va trobar la roba del noi a casa i em va demanar: «De qui és?». I jo no vaig saber què respondre-li. Ho sé ara perquè, al cap dels anys, em va venir un flaix i vaig pensar: «Ja sé de qui és». Vivia com un boig.

Després d'aquest episodi, la meva parella em va deixar definitivament i tot plegat es va precipitar. Els pares van suggerir que la meva germana m'ajudés a netejar la casa —i de passada pogués vigilar-me— i jo vaig començar a beure tot sol. Anava a un centre comercial de Mataró, una ciutat a prop de Sant Pol, per comprar caixes i caixes de cervesa que ni tan sols ficava a la nevera. I bevia i consumia. Em llevava, trucava al camell, bevia, consumia, em masturbava, movia mobles, tornava al llit...

Vaig buidar les ampolles de les cistelles de Nadal que guardava de ves a saber quan: vins dolços, tradicionals, licors que esperaven ser oberts en alguna ocasió especial. Em vaig beure una ampolla de vodka a pal sec que guardava al congelador. Sempre bevia vodka de la mateixa manera. Vivia en un infern, com ho escriu i descriu Dant Alighieri a la *Divina Comèdia.*

Nel mezzo del cammin di nostra vita
mi ritrovai per una selva oscura,
ché la diritta via era smarrita.
Ahi quanto a dir qual era è cosa dura
esta selva selvaggia e aspra e forte
che nel pensier rinova la paura![1]

1. «Al bell mig del camí de nostra vida / vaig retrobar-me en una selva obscura, / del dreturer vial la passa eixida. // Ai, dir com era, serà feina dura,/ tot aquest bosc salvatge, i aspre, i fort, / que al pensament renova la paüra!» (la *Divina Comèdia,* cant I, versos 1-6, en traducció de Josep Maria de Sagarra).

5
Jo sol no puc

Tria la vida.
Tria una ocupació.
Tria una carrera.
Tria una família.
Tria un televisor dels més grans que hi hagi.
Tria rentadores, cotxes, equips de compact disc i obrellaunes elèctrics.
Tria la salut, el colesterol baix i les assegurances dentals.
Tria pagar hipoteques a interès fix.
Tria un pis pilot.
Tria els teus amics.
Tria roba esportiva i maletes que hi facin joc.
Tria pagar a terminis un vestit de marca en una àmplia gamma de putos teixits.
Tria bricolatge i preguntar-te qui cony ets els diumenges al matí.
Tria asseure't al sofà a veure teleconcursos que atordeixen la ment i aixafen l'esperit mentre t'omples la boca de puto menjar porqueria.
Tria podrir-te de vell cagant-te i pixant-te a sobre en un asil miserable, sent una càrrega per als mocosos egoistes i fets pols que has engendrat per reemplaçar-te.

Tria el teu futur.
Tria la vida.
Però per què ho havia de voler fer?
Jo vaig triar no triar la vida: jo vaig triar una altra cosa.
I les raons?
No hi ha raons.
Qui necessita raons quan tens heroïna?[1]

Et sona? Així començava la pel·lícula *Trainspotting*, de Danny Boyle, un monòleg superposat a la cançó «Lust for Life» d'Iggy Pop, que, en resum lliure, parla de passió per viure, licor, drogues i d'alguna cosa que anomena amor. Es va estrenar el 1996 i va ser un èxit de públic i de crítica. «La pel·lícula més veraç que s'ha fet sobre el món de la droga», va escriure el crític Carlos Boyero en el diari *El País*. És electritzant, frenètica, addictiva.

Que jo sàpiga, l'heroïna no l'he tastat mai... I ho poso en dubte perquè ningú sap el que et venen quan compres droga. Els camells et passen les substàncies embolicades amb un tros de plàstic d'una bossa de qualsevol supermercat, tancat amb un filferro flexible recobert de plàstic, dels que es fan servir per tancar els paquets de pa de motlle. Sense prospecte, és clar. Ves! Et podrien vendre mata-rates... i tu ho compraries amb els ulls tancats.

Vaig anar a veure *Trainspotting* als cinemes Renoir Floridablanca de Barcelona amb l'única nòvia que he tingut, la de quan «no em drogava». Vaig sortir al·lucinant, sense entendre res. Només sabia que volia ser Mark Renton, el protagonista, interpretat per l'actor Ewan McGregor. No va ser l'única vegada que vaig tenir aquesta sensació. Sempre que veia una pel·lícula on apareixia un ionqui o una persona que es drogava, jo volia ser aquella persona, però no ho compartia, m'ho callava com un cabró.

1. *Trainspotting,* Danny Boyle, 1996.

Fa uns mesos vaig descobrir a Netflix la minisèrie *Halston*, un biopic del dissenyador de moda estatunidenc Roy Halston Frowick, famós per la seva creativitat, les seves excentricitats i el seu abús de les drogues —tabac, alcohol i cocaïna especialment, segons retrata la sèrie—. La trama es desenvolupa en la dècada dels anys setanta i vuitanta, moment àlgid de la seva carrera, i és un exemple claríssim d'ascens i descens personal i laboral a causa de les drogues, de com els addictes en minimitzen el consum i asseguren que en controlen la ingesta, i de l'associació que se'n fa al luxe, al glamur, als diners, a la fama, al sexe i a la creació en el món artístic. Ewan McGregor, el Mark Renton de *Trainspotting*, encarna el protagonista i, en retrobar-lo, el meu cap va tornar al passat. El 1996 et podia recitar el monòleg de capçalera de la pel·lícula, i fer-ho de memòria, orgullós de saber-me'l tot sencer:

> Tria el teu futur.
> Tria la vida.
> Però per què ho havia de voler fer?
> Jo vaig triar no triar la vida: jo vaig triar una altra cosa.
> I les raons?
> No hi ha raons.
> Qui necessita raons quan tens heroïna?

Avui penso: «Que malalt que estaves ja en aquella època, estimat Raül...».

Fa por, i és molt enganyós, però els addictes ho vivim així, creiem que nosaltres decidim triar i que triem col·locar-nos, el mal, el costat obscur, digue'n com vulguis. Avui, amb la distància, penso que el veritablement fort a la vida és triar el que tu vols, no el que vol la droga.

Jo sol no vaig poder deixar-la.

Abans d'entrar al centre, vaig intentar deixar de consumir d'unes quantes maneres.

Em feia trampes a mi mateix. Esborrava els números de telèfon dels meus camells de manera que podia recuperar-los.

Intentava no consumir, no prendre drogues dures durant uns dies, tot i que l'alcohol continuava estant allà.

Un mes o dos abans d'ingressar —no recordo si va ser abans o després del meu últim desastre de Carnestoltes—, en veure que el meu castell de naips s'anava ensorrant, vaig decidir buscar ajuda professional pel meu compte. Vaig engegar el Mac i vaig escriure: «Psicòlegs ajuda deixar droga Barcelona» al buscador de Google. Em va aparèixer una llista llarguíssima de consultes de la ciutat «especialitzades en addiccions», en vaig triar una que tingués despatx al centre i, armant-me de valor, hi vaig trucar. Em va costar una barbaritat fer aquesta trucada, era la primera vegada que diria en veu alta que tenia un problema amb la droga.

Va ser una trucada breu, però vaig aconseguir una cita per a aquella mateixa tarda després del servei del restaurant. Recordo que hi vaig anar amb metro i que estava fet un sac de nervis. Vaig arribar a la consulta i em van fer passar a una sala d'espera. Al cap de cinc minuts, una noia bastant jove em va cridar a un despatxet amb un escriptori i allà ens vam asseure tots dos amb una taula pel mig. Llavors, ella va treure un bloc de notes i em va preguntar per què hi havia anat. I jo, per primera vegada a la vida, vaig manifestar a un desconegut que tenia un problema amb la cocaïna. Ella va voler saber si prenia altres substàncies i jo li vaig respondre que també fumava cànnabis. En cap moment, ni ella ni jo, vam parlar de l'alcohol. En definitiva, va ser una visita més o menys informativa, i en vaig sortir amb la pauta de veure'ns una vegada per setmana i amb una recomanació: intentar no consumir cocaïna. Això sí, si a la nit estava angoixat podia fumar un «peta», o sigui, un cigarret de marihuana o d'haixix. *What?!*

A la segona sessió, la noia em va demanar que, per a la següent, li portés una fotografia meva de quan era petit. Així ho vaig fer. Em va preguntar qui era aquell nen i quan va ser que tot plegat va començar a anar malament. Jo li vaig explicar coses sobre la meva infància, sobre la meva família, i ella va concloure que tots els meus problemes van començar allà, amb els meus pares. I m'ho vaig creure perquè, recordem-ho, no sabia que l'addicció és una malaltia.

Vaig tornar-hi unes quatre o cinc vegades. Les sessions van continuar amb un test de personalitat i explicant-li com m'havia anat la setmana. Com a bon addicte, vaig començar a mentir-li. Continuava consumint i m'enganyava a mi mateix dient-me que anant a teràpia ja estava deixant les drogues. Fins que un dia li vaig trucar, excusant-me amb la feina. No hi vaig tornar i mai més vaig parlar amb ella, ni jo li vaig trucar ni ella em va trucar a mi. Avui, amb perspectiva, puc afirmar que aquella noia no tenia ni idea del tema que tractava. M'agradaria recordar de quin despatx era per anar-hi i dir-los que estan molt equivocats amb la feina que fan i els seus tractaments. Per deixar les drogues, un addicte necessita professionals de debò.

També vaig buscar ajuda en el *coaching*. Animat pels resultats laborals aconseguits per Meritxell Falgueras —cinquena generació del Celler de Gelida, negoci centenari del barri de Sants de Barcelona, a més de sommelier, escriptora, comunicadora i la meva millor amiga—, em vaig apuntar a unes sessions amb la seva *coach*, una formadora que ajuda les persones a assolir els seus objectius professionals a través de diferents tècniques, entre elles, eliminar els bloquejos mentals que ens impedeixen avançar. «Potser és el que necessito jo», vaig pensar.

Volia estabilitzar-me una mica, organitzar millor el restaurant i rebre la segona estrella Michelin. Així és que li vaig trucar, em va citar al seu despatx i hi vaig anar. Recordo que, abans d'entregar-me el meu pla de treball, em va fer una petita entrevista per demanar-me algunes dades. Em va preguntar: «Hi ha alguna cosa més que hagi de saber?». «No», vaig respondre. No en va saber mai res, de la meva addicció. Ho va saber pels mitjans de comunicació al cap de molt de temps. La veritat és que la *coach* em va ajudar perquè és una gran professional..., però hauria obtingut molt més rendiment d'aquest procés si ho hagués fet avui. En aquell moment vaig pretendre organitzar la meva vida començant la casa per la teulada.

Malgrat tot, d'aquests sis mesos en vaig obtenir fruit. Em van donar la segona estrella Michelin el 2013. I, en part, va ser gràcies a ella.

«Vaig estar amb en Raül el dia que li van donar la primera estrella Michelin. En realitat, puc dir que he estat amb ell les dues vegades que la guia gastronòmica francesa l'ha premiat amb una estrella. Aquest dia, de fet, ens premiaven a tots dos per altres motius. En Raül anava conduint quan va sonar el seu telèfon, el vaig agafar jo i m'ho van deixar anar. En saber la notícia, va aturar el cotxe, va fumar un cigarret i llavors vaig agafar el volant. Mentre jo conduïa, en Raül va trucar a qui havia de trucar. I vam arribar a l'acte en què ens guardonaven. Vam beure. I després ens vam dirigir on ens esperaven la seva mare i tot l'equip per celebrar el reconeixement gastronòmic. Érem joves, teníem èxit, ho teníem tot... Ell, la segona estrella; jo, el segon llibre... Crèiem que teníem la vida que volíem i no era així, no teníem res. És ara, que ho tenim. En Raül va mentir en el procés de *coaching* i per això no li agrada recordar-ho. Però no passa res per demanar ajuda, tots necessitem ajuda en determinats moments de la vida, jo també necessito ajuda, perquè sola no puc». Són paraules de Falgueras.

No m'he matat amb cotxe o no he matat a ningú conduint perquè un àngel em cuida. I de baralles violentes, tampoc n'he tingut mai cap. En el fons, em sento afortunat, tot i que tinc superclar que, si no hagués ingressat en un centre per al tractament de les addiccions, hauria acabat tirat en un caixer.

Al pit hi tinc una cicatriu que sempre em recorda la mort. Abans d'ingressar, sortia del Moments pensant per dins: «Avui me'n vaig a casa, avui no consumeixo». I, pel camí, parava davant del meu camell de Sant Pol de Mar. Després, em passava la nit masturbant-me o movent mobles d'un costat a l'altre de la casa. Una nit vaig voler moure la butaca i fer-la passar «pels meus ous» per un espai gens segur. Empenyent-la vaig caure d'esquena i un ferro em va esgarrapar. Vint centímetres més a l'esquerra i me'l clavo al cor. I m'hauria mort. Sol. Quina tristesa!

Un dia, els pares i la meva germana se'm van presentar a casa, espantats per si estava «maquinant» una altra manera de «cridar l'atenció». Van estar trucant al timbre una bona estona o potser tot el dia... Com que jo no responia, la meva germana va començar a enviar-me missatges desesperats al mòbil. «Raül, obre, només volem veure't». Jo contestava que estava al llit i que no em venia de gust. Ells van seguir insistint. Fins i tot van llançar pedres a la finestra de la meva habitació! Però jo passava mundialment de tothom perquè ja era oficial: els meus pares sabien que se m'havia escapat de les mans i jo em moria de vergonya. La meva única intenció era fer el que millor sabia fer: amagar-me fins que passés la tempesta. Però això ja no servia. Al final, em van amenaçar que avisarien la policia si no els obria... i jo vaig treure el cap per la finestra per deixar-me veure. Encara recordo la mirada perduda de desesperació del meu pare, que només va dir: «Un minut més i tirem la porta a terra. T'estàs passant molt amb nosaltres, Raül. Demà parlem sí o sí». Era una deixalla humana. Així vaig acabar.

Jo, Raül Balam Ruscalleda, era el típic que volia fer *ballet* i primer es comprava el tutú. Avui dia m'agradaria agafar el Raül d'aquella època i abraçar-lo, perquè estava molt sol. «Vindrà una pandèmia, però tu, sempre amunt», li diria. I l'abraçaria molt fort.

Ara sé que, per començar a caminar, primer has d'anar a quatre grapes, després agafar-te a la paret, i que després arribarà el dia que podràs córrer.

PART II

LA RECUPERACIÓ

6

Instituto Hipócrates: l'arribada

Se nos rompió el amor de tanto usarlo,
de tanto loco abrazo sin medidas,
de darnos por completo a cada paso,
se nos quedó en las manos un buen día.

MANUEL ALEJANDRO, «Se nos rompió el amor»,
de l'àlbum de Rocío Jurado *Paloma brava*, 1985

Servei de nit de Cap d'Any. 31 de desembre de 2012. Normalment, aquesta nit la feia grossa, però aquest any vaig decidir passar del raïm i fer una cosa diferent. Em repetia una vegada i una altra que el 2013 seria el meu any. I ho va ser. Em va marcar per a la resta de la meva vida.

La meva germana, Mercè Balam Ruscalleda, va ser qui ho va destapar tot, la que va fer saltar l'alarma, la gran salvadora. Després d'aquell episodi tan desagradable, els pares van fer que la meva germana passés per casa amb una certa assiduïtat per ajudar-me amb la neteja... i, de passada, per «fer de policia». Jo sempre intentava recollir una mica abans que arribés, però un dia no ho vaig fer. I quan va arribar, es va trobar desenes de llaunes de cervesa i restes de cocaïna per tota la casa. Era el 5 de març de 2013.

Sense pensar-s'hi gens ni mica, la Mercè es va dirigir

immediatament a casa dels pares i els va explicar que el seu fill tenia un problema. Ja no vaig poder donar més allargues als seus intents de parlar amb mi. Van agafar les claus de casa meva, van obrir i es van asseure a les cadires del menjador. Allà els vaig trobar, tots tres, mentre baixava les escales després de sortir de la dutxa. La plana major asseguda i esperant-me. Faltava un llum enfocant-me, com en les sèries policíaques, perquè allà mateix em van sotmetre a un tercer grau. Mentre la meva germana em mirava fixament a la cara i el pare tenia la mirada perduda, la mare em va amollar un «Què hem de fer?». «El que vulgueu», vaig respondre jo. «Doncs puja a canviar-te, que anem al metge», va concloure la mare.

Això vam fer. Em vaig vestir i vam anar a la consulta privada del metge de capçalera de la Seguretat Social, el doctor Bernardino Jimeno. «Tenim un problema amb en Raül. Es droga», la mare va fer la introducció. Sentir aquesta frase sortint dels seus llavis va ser com si em clavessin un cop de puny a l'estómac, com si em traguessin el cor. «Això que em dius és fotut», va respondre ell. «L'únic que podeu fer és ingressar-lo». Va engegar l'ordinador i va començar a buscar dades de centres de desintoxicació i per al tractament d'addiccions. «M'han dit que aquest del Montseny està bé. Hi truco per demanar hora. Tu, Raül, ves-te'n a casa i prepara't una bossa amb el pijama, roba de recanvi i un raspall de dents», em va manar el doctor. El vam obeir sense badar boca.

Ens va concertar visita per a les tres de la tarda d'aquell mateix dia. Els meus pares i la meva germana em van venir a buscar a casa, vaig pujar al cotxe i em vaig passar tot el viatge plorant. Conduïa el pare. Va ser una hora de trajecte en què tots plegats vam compartir espai i silenci. Abans d'arribar, vam fer una parada en un bar de carretera per demanar un entrepà, em sembla que ni vaig menjar. Allà vaig tenir l'oportunitat de prendre una cervesa, l'última, i no ho vaig fer, perquè em va envair una vergonya enorme.

Finalment, vam arribar a la institució que ens havia indicat el nostre metge. Estava enmig de la natura, al municipi barceloní de Seva. Vam donar els noms a recepció i quan ens van cridar vam entrar en un despatx, vam explicar el que em passava i el metge que ens va atendre, el doctor Rubio —una gran eminència en drogodependència, ja difunt— ens va explicar com funcionaven. «Aneu a casa i us ho penseu. I si decidiu ingressar, aquí estem», ens va dir. «Tinc la bossa al cotxe», vaig dir jo. I als deu minuts ja estava instal·lat en una habitació de l'Instituto Hipócrates per al tractament de les addiccions que avui dirigeix la doctora Blanca Brigos, la seva vídua.

> L'Instituto Hipócrates va ser creat el 2004 pel doctor Ángel Rubio Isabel, que des de l'any 1989 havia treballat com a director mèdic al balneari Blancafort de la Garriga i al centre terapèutic Mare Nostrum. La seva experiència en el camp de les addiccions el va portar a oferir un tractament integral, eficaç i específic que comprengués totes les necessitats que un pacient addicte necessita durant la recuperació. Per això, juntament amb Blanca Brigos va fundar l'Instituto Hipócrates per al tractament d'addiccions, i no va deixar mai de treballar, d'investigar i de lluitar perquè l'addicció s'entengués com una malaltia tractable i el pacient addicte, com a un malalt recuperable.
>
> A més de la clínica d'ingrés, ha creat una xarxa de centres de desintoxicació a Espanya (Granada, Eivissa, Lleida, Madrid, Mallorca, Múrcia, Pamplona, València i Saragossa).[1]

«Abans de dirigir aquest centre, vaig treballar a Barcelona en diferents àmbits i tocant diferents temes», explica la psi-

1. De la web de l'Instituto Hipócrates, <https://www.institutohipocrates.com/equipo-instituto-hipocrates-y-valores/>.

còloga Blanca Brigos. «Vaig conèixer el meu marit exercint de metge en una de les primeres unitats del Centre Terapèutic del Vallès (CTV), quan ell treballava al balneari Blancafort, a la Garriga (Barcelona), on li vaig enviar una pacient per ingressar-la. El 2001, vaig deixar totes aquestes feines i hi vaig anar a viure i a treballar, perquè, ja en aquesta època, ell tenia projectat un centre d'addiccions més gran. Un dia, a causa d'unes obres durant les quals vam haver de traslladar els pacients, de manera fortuïta vam acabar a les instal·lacions de l'hotel Montanyà. Per amistat amb els propietaris ens van llogar un edifici de forma transitòria, i quan les obres van acabar, una part de l'equip va tornar al balneari. El meu marit i jo ens hi vam quedar. Era l'any 2004 i l'edifici, un altre, però aquí seguim.

»Què ens distingeix d'altres centres que tracten addiccions? Diverses coses. L'addicció està catalogada com una malaltia en els llibres diagnòstics de salut mental dins l'àrea psicològica, i es caracteritza per la falta de control en l'ús d'una determinada substància. Aquesta substància té un seguit de conseqüències negatives en l'individu, i l'individu, tot i que ho sap, no ho pot controlar. Alguns llibres separen dependències o trastorns segons les substàncies consumides; no és el nostre cas, ni tampoc el d'altres centres. Nosaltres considerem addicció la predisposició d'acabar generant una dependència a qualsevol substància psicoactiva, legal i il·legal, és a dir, que té incidència sobre el cervell: en la conducta, en l'humor, en la personalitat... I no ho diferenciem perquè està demostrat que si la persona té la predisposició [...], la tindrà per a qualsevol mena de substància psicoaddictiva. El cervell no distingeix entre les unes i les altres.

»Abans es feia un tractament per deixar de prendre cocaïna i continuar prenent alcohol. Què podia passar? Que la persona augmentés el consum d'alcohol per equilibrar l'absència de cocaïna o que al cap del temps recaigués i tornés a prendre'n. Si no tens aquesta predisposició pots ser un consumidor abusador, moderat o social, però està demostrat que, si la tens, la tindràs a qualsevol substància i conducta de tipus compulsiu: les compres, el joc, el sexe o l'alimentació.

»La pacient per la qual vaig conèixer el doctor Ángel Rubio, per exemple, tenia una bulímia nerviosa, un trastorn d'alimentació que jo li estava tractant; la relació entre el trastorn d'addicció i el d'alimentació es dona sovint. Aquesta patologia, al costat del trastorn de personalitat, és una de les patologies duals que es pot presentar força sovint quan hi ha una addicció, és a dir, la suma d'un trastorn d'addicció i una altra malaltia al mateix temps. El més freqüent és que la persona amb un trastorn d'addicció —sobretot dones, però també homes— presentin símptomes com ara donar molta importància al culte del cos, menjar amb ansietat, o fer-ho molt de pressa o compulsivament. I és que es pot ser addicte a una substància que causi un seguit de canvis bioquímics en l'organisme o a una conducta que produeixi els mateixos canvis bioquímics. En aquesta societat, tots som una mica compulsius. A tots plegats, anar a comprar ens «fa estar més animats», ni que sigui una mica; podem dir que anar de compres ens «colloca». Quan aquesta mena d'eufòria es transforma en necessitat, igual que esnifar cocaïna o beure alcohol, quan es busca constantment aquesta sensació puntual d'eufòria, quan es vol mantenir indefinidament, hi ha una addicció», aclareix la psicòloga.

Addicció és un terme antic i d'ús variable. Molts experts consideren l'addicció una malaltia amb entitat pròpia, un trastorn debilitant arrelat en els efectes farmacològics d'una substància, que segueix una progressió implacable. Entre les dècades de 1920 i 1960, es van fer diversos intents per diferenciar entre addicció i habituació, una forma menys severa d'adaptació psicològica. A la dècada dels anys seixanta l'Organització Mundial de la Salut (OMS) va recomanar que es deixessin de fer servir aquests dos termes a favor del de *dependència*, que pot presentar diversos graus de severitat.[2]

«L'addicció és una malaltia relacionada amb el dèficit de dopamina, un neurotransmissor que activa un mecanisme cerebral anomenat *circuit de recompensa*, que fa que tendim una vegada i una altra a repetir comportaments i consums a la recerca de felicitat o plaer. Perquè existeixi una addicció, ha d'existir també un cervell amb una predisposició genètica determinada, que no tothom té. Un addicte no es forja del no-res; en l'addicció intervenen molts factors i la base del desenvolupament de la malaltia es presenta de jove, fins i tot en la infància», intervé Dolors Matas, terapeuta de l'Instituto Hipócrates.

«El personal és un altre dels factors que ens distingeix d'altres centres», apunta Blanca Brigos. «Actualment, l'equip de l'Instituto Hipócrates el formen tres metges, un d'ells amb especialitat psiquiàtrica i els altres dos amb especialitat en addiccions i psicologia dual. I faig insistència en aquest aspecte, perquè, habitualment, els metges no hi són sempre, en les instal·lacions, sinó que hi van dues o tres vegades a la setmana per fer els ingressos o per controlar la desintoxicació. A Espanya, un centre amb servei mèdic de

2. OMS, *Glosario de términos de alcohol y drogas,* Ministerio de Sanidad y Consumo, OMS, 1994. L'OMS va editar aquest glossari (*Lexicon of Alcohol and Drug Terms* en el seu idioma original) amb l'objectiu d'oferir un conjunt de definicions relatives a l'alcohol, el tabac i altres drogues que puguin ser útils a clínics, administradors, investigadors i altres persones interessades en aquest camp. El podeu consultar o descarregar gratuïtament a la seva web, <https://apps.who.int/iris/bitstream/handle/10665/44000/9241544686_spa.pdf?sequence=1&isAllowed=y>.

dilluns a divendres —els dissabtes i els diumenges estan de guàrdia— no és habitual. A l'equip mèdic m'hi afegeixo jo, que faig funcions duals de direcció i psicologia; cinc infermeres, presents les vint-i-quatre hores del dia; quatre terapeutes, tots addictes rehabilitats, i tres monitors, professionals que acompanyen els pacients quan no estan en teràpia grupal ni individual. A més, hi ha el personal que forma part de tots els serveis essencials que implica l'hoteleria (cuina, neteja, manteniment...), i els serveis de comptabilitat i de publicitat, que no es veuen, però que són molt importants.

»Una altra de les persones bàsiques de l'equip és la que s'encarrega de la informació telefònica, és a dir, la que resol dubtes sobre el procediment i els preus i en general les preguntes que l'interlocutor pugui fer. Si el plantejament el convenç, aleshores se li dona cita i se li ofereix una visita mèdica gratuïta; arribats en aquest punt, les probabilitats que es quedi són bastant elevades.

»Internet és l'altra via d'entrada vital al centre. El posicionament en línia és clau per a nosaltres, tot i que la visibilització dels nostres serveis s'ha complicat els últims temps», explica Blanca Brigos.

I és que fa un parell d'anys o tres, Google va condicionar la publicitat dels centres per al tractament de les addiccions perquè algunes clíniques de rehabilitació amb publicitat a Google Ads no oferien atenció amb la qualitat necessària per tractar persones amb addiccions, segons la mateixa empresa.[3]

3. L'abril del 2018, Google publicava que el mes de maig del mateix any actualitzaria la seva política d'atenció sanitària i relativa a medicaments per restringir la publicitat de serveis relacionats amb el tractament de l'addicció a les drogues i a l'alcohol expressant-se en els termes següents:

«Aquesta política s'aplicarà als anunciants de qualsevol país que tinguin comptes amb anuncis de serveis d'aquest tipus.

«Abans de l'ingrés, sempre es fa una sessió informativa prèvia. Quan l'interessat coneix totes les condicions, es concreta una hora i un dia per formalitzar-lo. En alguns casos, els menys, algun addicte s'acosta al centre a informar-se i s'hi queda, però habitualment l'ingrés està programat. Això vol dir que el pacient arriba amb una maleta plena de roba i altres coses personals per passar-hi uns tres mesos, que és la durada mitjana de tractament, tot i que durant aquest temps els familiars li poden portar objectes que no estiguin prohibits, com ara cordons de sabates o cinturons, colònies o perfums», enumera Dolors Matas. «Abans de l'ingrés, a més, es fa un registre exhaustiu dels pacients, perquè alguns pretenen entrar amb drogues amagades als llocs més inversemblants. Són molts els addictes que arriben al centre carregats de medicació, bé perquè la tenen prescrita, bé per conducta d'automedicació. Quan ingressen se'ls retira absolutament, tot. Només hi ha una excepció, el tabac, que també és una droga, però que no es pot tallar «arran», perquè genera molta ansietat. A més, els addictes creiem que fumar ens calma,

---

- A continuació oferim alguns exemples de serveis de tractament d'addiccions que la nova política restringirà:
- Proveïdors de tractaments clínics d'addicció a les drogues i a l'alcohol, independentment de si són programes ambulatoris o residencials.
- Serveis de suport al tractament de l'addicció a les drogues i a l'alcohol, com instal·lacions de vida sana i organitzacions d'ajuda mútua.
- Programes de recursos i agències de referència que ofereixen serveis de tractament de l'addicció a les drogues i a l'alcohol.
- Línies telefòniques d'ajuda en crisis d'addicció a les drogues i a l'alcohol».

Actualment no es permeten els anuncis de tractament d'addiccions fora dels Estats Units. La cita l'hem agafat de Polítiques de Google Ads, abril del 2018.

com ens calmen les coses dolces, i més tard o més d'hora, tots deixem de fumar d'una manera natural», confirma la terapeuta.

Dolors Matas va ser la primera persona que va exercir com a monitora a l'Instituto Hipócrates, i ho va fer escoltant els pacients i parlant amb ells per marcar-los límits. Al cap de cinc anys del seu ingrés en aquest mateix centre, instal·lada a Calella, on treballava, el doctor Ángel Rubio, que també l'havia tractat, li va trucar per suggerir-li que es formés per treballar amb ells, perquè pensava que ho podia fer molt bé. I la va convèncer. Màster en Drogodependència per la Universitat de Barcelona, Matas acumula desenes de teràpies al costat de terapeutes, escoltant-les i passant-les en net, com també interrogant-se sobre per què s'intervé d'una manera o d'una altra en cada cas.

«Per ser terapeuta no n'hi ha prou amb ser un addicte rehabilitat, és clar. Ja quan feia de monitora, els pacients m'explicaven milions de coses que jo traspassava al terapeuta. "Jo soc addicta", els dic, i em sento molt pròxima a ells per la meva malaltia. Acceptar que mai més podrem prendre cap substància ens costa molt. Perquè sempre serem addictes. Poso el meu exemple novament: jo volia que m'ensenyessin a consumir menys, a controlar-ho i a no patir-ne les conseqüències. "Si ho arribo a saber no vinc", els vaig dir. Igual que un programa de televisió que s'emetia a l'època que vaig ingressar. Però quan t'asseus en una sala com a malalt i sents: "Jo he passat pel mateix", la recepció no és la mateixa. La majoria dels pacients venen de no sé quants psicòlegs a qui mentien i manipulaven. La manipulació que exerceix un addicte només la coneix un altre addicte. I amb això no vull dir que no hi hagi bons professionals que ens puguin ajudar, però no en tenen la vivència, i el fet de no tenir-ne ho canvia tot. Els addictes veiem el terapeuta com un déu o com una mare, aquesta és la realitat. És el cas de Raül Balam Ruscalleda.

»Recordo perfectament el moment que en Raül va arribar al centre», declara Matas. «Era un noi destrossat, amb por, inseguretat, supervulnerable... Molts pacients arriben amb molta agressivitat, amb molta desconfiança, els costa empatitzar. A ell, no. Des del primer moment, en Raül va construir un vincle molt ràpid amb el centre. Com la majoria dels interns, això sí, no sabia gaire bé el que li passava. No tenia ni idea que era un malalt, estava desassossegat per no haver pogut parar, sentia molta culpa i vergonya. Recordo bé el primer contacte amb la seva família al despatx, la distància que hi havia entre nosaltres. Va costar molt connectar amb Carme Ruscalleda i Toni Balam... No es creien absolutament res del que els explicava. La desconfiança és normal en molts pares, és molt complicat que entenguin que l'addicció és una malaltia, volen que el seu fill es curi ràpid, volen resultats tot d'una, i la recuperació requereix anys d'evolució. Abans de l'ingrés, les famílies esgoten totes les possibilitats: "Et recompenso, a veure si millores"; "Et castigo, a veure si millores"; "T'esbronco, a veure si millores...". Alguns pares arriben molt empipats, molt enfadats, amb impotència, culpa, ràbia; d'altres arriben contents i sembla que volen premiar més coses de les que caldria als seus fills ingressats quan veuen que s'estan recuperant. Creuen que els seus fills necessiten motivacions i recompenses, com abans de l'ingrés, i no, no cal premiar ni treure's el barret davant seu. "T'estimo molt, però només t'acompanyaré en el camí de la recuperació". A les famílies els diem que han d'exercir l'*amor dur*, una concepció de l'amor molt diferent i molt difícil de posar en pràctica per a algunes persones. De vegades, els pacients poden fer el que volen, perquè les seves famílies no combreguen amb el tractament, no accepten el que està passant. Hauria estat el cas de Raül Balam si ell hagués anunciat: "Me'n vaig". A Carme Ruscalleda li vaig dir: "Si vostès i nosaltres anem alhora, tenim un 90 per cent de probabilitats de guanyar; si no, guanyarà l'addicte". En Raül hauria pogut marxar fàcilment si hagués volgut, però, al revés del que acostuma a passar, ell es va posicionar a favor del tractament. I els seus pares, sense entendre res, ho van respectar i ho van assumir. Si el pacient fa el que és necessari per sortir de la seva addicció, no hi ha millor inversió. T'ho dic per experiència», reconeix Dolors Matas.

La clínica Instituto Hipócrates ofereix un tractament d'addiccions residencial en règim d'ingrés, amb una durada de seixanta a noranta dies. Tots els nostres pacients disposen d'habitació individual, així com d'unes magnífiques instal·lacions en què seran atesos les vint-i-quatre hores del dia per metges, infermeres i terapeutes amb una extensa trajectòria en el tractament de l'addicció a la cocaïna, el cànnabis, l'alcohol, les benzodiazepines i el joc.

7
La teràpia: un dia qualsevol

Lo que a mí me causa pena... es mi problema.
No me cuestiones más... mis situaciones.
No me preguntes más... que qué me pasa.

JUAN FORMELL, «Quien bien te quiere te hará llorar»,
de l'àlbum de Los Van Van *La Habana sí*, 1985

El centre és una institució oberta en què l'ingrés i l'estada es fan voluntàriament; per tant, s'entén que el pacient accepta també de manera voluntària les normes que regeixen la convivència i tots els aspectes del seu funcionament. En tot cas, el pacient té dret a abandonar-lo en qualsevol moment si ho decideix. «Perquè la malaltia busca múltiples motius per abandonar», explica Blanca Brigos.

«Quines són les condicions que regulen la convivència diària? Per exemple, complir puntualment les prescripcions de l'equip terapèutic tant pel que fa a la presa de medicació com a l'assistència i la participació en les activitats terapèutiques que es fan al centre; no disposar d'aparells de telefonia mòbil, consoles de jocs ni ordinadors durant l'estada o no relacionar-se ni sexualment ni sentimentalment amb cap altre pacient durant l'ingrés, ja que això pot perjudicar la dinàmica del grup i l'evolució del tractament», comenta Brigos.

«Festejar, establir nuviatges amb altres pacients, enamorar-se, està prohibit perquè implica un risc altíssim. I ho dic per experiència. Gairebé recaic per això», intervé Dolors Matas. «Tenim tantes carències, som tan vulnerables, ens sentim tan sols, tan fora de les nostres emocions..., que necessitem recolzar el cap en l'espatlla d'algú; els homes, habitualment, d'una manera més sexual; les dones, d'una altra més emocional», apunta.

«Quan ingressa, el pacient s'està un dia i mig en la seva habitació, on el visiten la infermera, el terapeuta i el metge per veure com va reaccionant a les dosis que se li han donat per a la desintoxicació. Passat aquest primer període, haurà de seguir obligatòriament una rutina diària amb un horari establert», resumeix Brigos abans de desglossar-la. «Llevar-se. Sols. El monitor està aquí des de les vuit del matí i els pot ajudar si són les primeres hores d'ingrés, però no solem tenir problemes en aquest sentit. Esmorzar. Fer-ho abans de tres quarts de nou, perquè a les nou en punt comença el temps destinat a l'exercici físic dirigit per un monitor, que dura fins a dos quarts de dotze del matí. A continuació, teràpia de grup matinal; en principi, només hi participen els pacients ingressats o reingressats, encara que de vegades hi pot assistir també algun pacient que estigui vivint en un pis tutelat, perquè el veus una mica fluix i l'animes a participar-hi com a reforç. Es dina a les dues, una mica més tard si la teràpia s'allarga. Entre les dues i les cinc de la tarda, quan comença la segona teràpia, és temps d'oci; intervenen els monitors i se succeeixen diverses activitats terapèutiques obligatòries: documentals i pel·lícules de ficció, manualitats, biblioteca, passeig, bàsquet... La teràpia de grup de la tarda comença a les cinc, i s'hi reuneixen els pacients ingressats amb els externs que viuen a casa seva o en allotjaments tutelats més o menys pròxims al centre, segons ho decidim nosaltres mateixos, per fer-ne el seguiment. Quan acaba, cap a dos quarts de vuit, més temps de lleure o activitats terapèutiques. A les nou de la nit, sopar. I, a l'últim, un joc de taula, una infusió o el que vulguin abans d'anar a dormir i seguint les normes de convivència.

»Enmig d'aquest horari, hi ha les visites o teràpies individuals amb metges i terapeutes, que fem, com a mínim, dues vegades a la setmana, encara que si cal, se'n fan més.

»El cap de setmana també hi ha teràpia. Concretament, el dissabte al matí. A partir del migdia, el personal es redueix a infermeres i monitors: és temps de lectura, de fer puzles o mandales, de passejar i de cinefòrum. El diumenge al matí la majoria dels pacients el dedica a caminar una estona llarga, ja que la ubicació del centre ofereix molts espais naturals per descobrir. Després de l'esmorzar es projecta una pel·lícula lúdica recreativa i, a la nit, sopar i tornem a començar», detalla la directora de l'Instituto Hipócrates.

»Quan ingresses al centre, primer segueixes una desintoxicació durant la qual has d'estar un parell de dies tancat a l'habitació i només pots sortir a passejar per les instal·lacions quan els altres pacients no hi són.

»La desintoxicació és un procés físic en què el professional evita que l'addicte desenvolupi abstinència a una substància, és a dir, intenta que no tingui síndrome d'abstinència. És el més senzill dins l'addicció, sobretot si s'està ingressat, ja que, en un tractament ambulatori, és a dir, d'anada i tornada a casa, es tenen més probabilitats de recaure. El que és més complicat és la deshabituació, el canvi en els hàbits, en la conducta i en els valors de la persona addicta. Si l'addicte no canvia la seva manera de viure, per molt que estigui ingressat, tornarà a recaure. Aquesta és la part difícil. I en això es treballa no tan sols els tres mesos d'ingrés de mitjana, sinó tot el temps de seguiment, que varia segons el pacient. Són suficients tres mesos per posar les arrels d'aquesta deshabituació? Si el tractament és com el nostre, sí. És d'una intensitat mental brutal. Si no és d'una intensitat tan gran es necessita més temps, per a la deshabituació», afirma Blanca Brigos.

»Durant la fase de desintoxicació, els addictes estem dins el que anomenem el *núvol rosa* i no manifestem incidències. Però en la mesura que aquesta fase acaba i ens quedem sense medicació, comença la realitat, el buit profund. Els addictes ens sentim sols, sentim malestar, estem irritables... I a partir d'aquí, com que no ens droguem, tendim a buscar substitucions ràpidament, el gimnàs per exemple, el flirteig amb altres pacients o el fet de canviar de roba de manera compulsiva», explica la terapeuta Dolors Matas. «En Raül es canviava de roba tres vegades al dia, cada dia sortia de l'habitació amb una samarreta nova, guapíssima, en tenia de tota mena. Canviar-se de roba el feia estar més animat, es trobava millor, tot s'arreglava. Però a partir d'un cert dia li vaig dir "no més canvis de roba, no més substitucions". Tenia l'autoestima tan baixa, estava tan malament... Com que no hi ha acceptació des de l'interior, n'hi ha d'haver de l'exterior, que els altres et mirin. Entendre-ho forma part del creixement personal profund que fins llavors no has pogut fer», assenyala.

Les primeres hores d'ingrés estàs molt aixafat pels efectes dels medicaments de la desintoxicació. Recordo estar ficat al llit, obrir els ulls i tenir l'esmorzar a l'habitació; endormiscar-me una altra estona i trobar-me l'esmorzar, després el berenar i després el sopar. Així vaig estar dos dies.

«Els dos o tres primers dies, el personal del centre entra i surt constantment de les habitacions per comprovar que tot va bé. Si algú arriba molt malament, tenim un parell d'habitacions amb càmera i, si es requereix, també vigilància constant. No va ser el cas d'en Raül», apunta Matas.

El primer o el segon dia, no ho sé, se'm va presentar la Dolors. «Hola, soc la teva terapeuta, addicta, igual que tu. Benvingut». Em vaig posar a plorar i em va dir que no passava res, que estigués tranquil. Va ser una visita molt curta —potser va durar trenta segons!—, però la tinc molt present. L'endemà la vaig tornar a veure a la sala de teràpia.

«Si el tractament evoluciona com està previst, a partir del segon dia els monitors avisen els pacients perquè es preparin per a la seva primera teràpia. L'eix del tractament és la teràpia de grup. És la sala "de diàlisi", i és allà on els addictes es recuperen..., ens recuperem. "Hola. Em dic Raül". "Benvingut, Raül. Com estàs? Et ve de gust explicar la teva història?". La teràpia d'ingressats sol començar així. Hi ha pacients que no tenen ganes de parlar, d'altres en tenen tantes que ho deixen anar tot a la primera sessió. En Raül va parlar des del primer dia», recorda Dolors Matas.

El centre Instituto Hipócrates per al tractament de les addiccions ofereix un tractament integral, que comprèn tant el pacient com les seves famílies i parelles, i que té com a objectiu final la total recuperació de les persones amb dependència a qualsevol mena de substàncies, i que aquestes puguin, amb el temps, recuperar la llibertat i la qualitat de vida.

Aquest tractament es concreta de tres maneres:

1. Teràpia psicològica individual. Quan una persona consumeix substàncies, es produeixen canvis importants en els processos naturals que tenen lloc al sistema nerviós i el cervell, la qual cosa altera, en un grau més o menys elevat, els cicles pels quals es regeixen els comportaments i les actituds que defineixen l'addicte com a individu. Durant les teràpies individuals, el pacient treballa tots els aspectes psicològics que el reforçaran com a persona autònoma i lliure de dependències.
2. Teràpia de grup. Les teràpies de grup són un element fonamental en el tractament de la clínica a Barcelona. Durant aquestes teràpies s'esdevenen processos de caràcter transformador, que amb el temps i amb constància aporten al pacient un element clau de suport i compromís per seguir ferm en la decisió de canviar d'hàbits i millorar la seva qualitat de vida i la de les persones del seu entorn.
3. Grups de suport a familiars. Els serveis de rehabilitació en la nostra clínica Instituto Hipócrates Barcelona són de caràcter integral, i comprenen tots els aspectes i el context del pacient. La família, en el procés de recuperació de les persones, és fonamental. Per això, l'Instituto Hipócrates Barcelona ofereix teràpies a familiars de pacients, que tenen com a objectiu construir un espai segur, amable i confidencial en què es puguin compartir totes les informacions, inquietuds o vivències que sorgeixen de les experiències, sovint, complicades de viure.[1]

En la teràpia de grup es fan preguntes a tots els addictes. Primer parla un i els altres donen la rèplica. A base de qüestionar-nos, es descobreix el perfil dels malalts. Normalment, la primera vegada et sents desorientat, però quan les preguntes me les van fer a mi, no em vaig sentir així. «Algú

1. Web de l'Instituto Hipócrates, <https://www.institutohipocrates.com/>.

vomita? Raül?», va personalitzar. «Jo no, jo soc català i no llenço res», vaig respondre. Em va clavar un moc: «Aquí les coses van de debò», va contestar. I vaig abaixar el cap com un nen petit.

Aquell dia, Dolors Matas va descobrir que, a banda d'estar trencat, jo, Raül Balam Ruscalleda, em refugiava en la ironia.

«No comencem a frivolitzar», em va dir.

«Si surten molt espitosos, els marco des del primer dia. A en Raül se li podien dir les coses. Als més directes, els pots entrar amb més claredat; amb d'altres, has de fer més voltes per arribar-hi. N'hi ha que es reboten, que s'empipen, que claven un cop de porta i abandonen la sala. En Raül no es va comportar mai d'aquesta manera. Era fàcil, m'ho va posar fàcil. Tot i que, de vegades, aquests pacients que saben estar, que són educats i políticament correctes, diuen el que creus que vols sentir. No va ser el seu cas, però hi ha altres casos en què els veus venir. En Raül no se'n va voler anar mai (va venir molt malament), i quan li vam dir que l'addicció era una malaltia, encara menys. L'addicció és una malaltia estigmatitzada perquè no es veu, les malalties psiquiàtriques són les més complicades», recalca la terapeuta.

»L'addicte no hi és tot, perd la seva llibertat, no és ell qui fa el que fa, és la malaltia la que s'expressa, no la persona.

»El primer dia de teràpia hem de desmuntar la negació i l'autoengany. Tots els addictes, quan arriben al centre i els preguntes per què consumeixen, et responen: "Perquè em van tractar malament", "Perquè no tinc feina", "Perquè la vida em va malament"... Deixen anar tota mena de xerrameca per justificar-se, perquè no saben que pateixen una malaltia i que és treballant com deixaran anar el pes, les pedres, la seva motxilla de dolor. Durant els tres primers mesos has de conscienciar-los que pateixen una malaltia perquè deixin anar coses de la seva vida, els has d'explicar milions de situacions perquè comparteixin la seva. "Com puc explicar tot el que em passa? Què pensaran els altres de mi?", aquesta és la seva preocupació. A mi també em passava. Però, a poc a poc, es van alliberant i van deixant de sentir-se culpables, perquè no ho són. No són culpables, però sí responsables, del que han deixat pel camí (deutes, històries amb la justícia, malestar...) i de la seva recuperació», manifesta la terapeuta.

Recordo que, si en una teràpia mirava la Dolors i ella no em tornava la mirada, no em feia còmplice, m'enfonsava en la misèria. Ella era el meu referent, la meva brúixola, la meva guia allà; si no aconseguia la seva aprovació, no sabia per on anar.

«En Raül buscava molt l'aprovació. En la mesura que els addictes avancen, et miren com a una salvadora, fins i tot com a una mare, i constantment busquen la teva aprovació. Fins i tot quan vas pel passadís i no mires a algú o en mires més un altre, senten gelosia, s'emparanoien. Tenen tanta inseguretat a dins...».

La Dolors em va acompanyar durant els tres primers anys, tres anys en què plorava cada dia.

«En Raül plorava cada dia. Sempre plorava. Li diguessis el que li diguessis es posava a plorar. Si l'avisaves sobre uns comportaments o actituds determinats, plorava; si explicava coses del seu passat, plorava; si parlava de la seva família, plorava. Però va ser un pacient poc complicat. A mi, com a terapeuta, m'ho va posar molt fàcil. El primer problema de l'addicció és reconèixer-la, perquè els addictes que arriben al centre ho fan perquè han viscut un últim drama, i venen motivats perquè la família ja no pot més, perquè els han posat les maletes a la porta, perquè tenen problemes amb la justícia... Costa que arribin admetent que tenen un problema, i més una malaltia, perquè no saben que ho és. En Raül va venir molt destrossat, i quan li vaig dir que no era un viciós ni cap mala persona, es va sentir alliberat. Segurament, al principi no s'ho va creure; a mi em va passar el mateix. Els addictes pensem: "M'estan dient això perquè estigui tranquil i tiri endavant". No es creuen res. Els costa molt acceptar res. Però a partir que va saber que l'addicció era una malaltia, no recordo que en Raül em digués mai que volia anar-se'n. I això del "me'n vull anar" ho sents diàriament, els addictes demanen cada dia l'alta voluntària», afirma la terapeuta Dolors Matas.

Els primers tres mesos d'ingrés, la teràpia de grup que es du a terme de dilluns a dijous, dues vegades al dia, és un «cafè per a tothom». Però a partir de llavors és com un «vestit a mida», deia Patrick Ríos, màster de Drogodependències per la Universitat de Barcelona i un altre dels terapeutes del centre —i suposo que ho continua dient—. I és que hi ha addictes a qui se'ls ha de frenar, perquè volen fer coses contínuament, i d'altres que se'ls ha d'empènyer a fer alguna cosa, perquè s'instal·len en la seva nova zona de confort. A uns se'ls recepta que no s'instal·lin de seguida, i a d'altres que no tornin al seu barri, perquè ho entenguis.

A partir dels quinze dies d'ingrés, a les teràpies grupals s'hi afegeixen, cada divendres, la teràpia de família i la teràpia de parella per curar-les a elles. Perquè, a través de l'addicte, els familiars i les parelles desenvolupen una malaltia pròpia: la coaddicció o sobreprotecció envers aquesta persona, que descontrola la seva vida. Les dues teràpies es duen a terme a banda, l'una rere l'altra, perquè, normalment, famílies i parelles estan enfrontats, es culpen de l'addicció els uns als altres. Però no hi ha responsables, perquè l'addicció és una malaltia.

«Es culpen els uns als altres perquè necessiten buscar culpables, el dolor és tan gran que és millor mirar al costat que de cara», corrobora Dolors Matas. «I quan hi ha fills, els pacients s'hi agafen fort. "Vull recuperar el temps perdut", asseguren. Però en la vida d'un addicte l'amor, durant molts anys, és la droga, i el tractament només el pot fer ell mateix».

«Imagina que algú del teu entorn comença a consumir i tu el vols ajudar. "Si tu m'ajudes, ho podré deixar", et diu. Així, pots passar uns quants anys i seguir-ho intentant. El coaddicte canvia tota la dinàmica familiar o de parella per culpa de l'addicte, i ho fa de manera inconscient i sense cap mena de culpa. Però sense adonar-se'n el vigila, l'excusa, li dona diners, deixa de banda el seu propi oci i abandona activitats. I tot molt a poc a poc, molt subtilment. I l'addicte sobreviu perquè aconsegueix que tothom s'adapti al seu ritme. Al nostre centre expliquem als familiars que han de canviar aquesta relació tòxica pel que anomenem l'*amor dur*, una pràctica que costa, tant portar-la a terme com que la vegin», explica la psicòloga Blanca Brigos.

Acceptar que tens addicció a l'addicte és molt *heavy*... Si els pacients volen abandonar, els va molt bé veure i sentir el dolor que han provocat en les seves famílies i, a elles, els va molt bé deixar anar aquest dolor. Trencar el vincle dolent i crear-ne un de nou i bo. Aquesta és la idea. A mi m'anava molt bé escoltar els testimonis d'altres familiars, perquè els feia meus. I així avançava.

Parlant de progressos, a mesura que el tractament tira endavant, alguns addictes viuran en pisos tutelats compartits; d'altres poden viure sols, i d'altres tornen a casa seva. Jo vaig ser un dels addictes que va viure en un pis terapèutic compartit. Cada divendres, el meu pare m'anava a buscar allà abans d'entrar a la sessió familiar, encara que a mitja teràpia se n'anava perquè li resultava dolorós assistir-hi. I si em feia falta, aportava diners per a les meves compres domèstiques.

Recordo la mirada del meu pare en aquella època. Era fosca. Imagina't tenir un fill que un dia t'ho dona tot i l'endemà està enfonsat en la misèria. Jo era una muntanya russa.

Crec que el pare va ser qui pitjor ho va passar quan vaig ingressar al centre. Durant el tractament, la mare va anar a teràpia dues vegades en cinc anys. El pare, cada divendres. Era la seva manera d'estar amb el seu fill, encara que no entengués res. La mare pensava que en cosa de tres mesos el meu problema quedaria solucionat, que estava preparat, que només era qüestió de força de voluntat. Ho ha manifestat en unes quantes ocasions. Ella sempre ha intentat posar ordre en la meva vida, fins i tot abans que jo ingressés, o abans de la meva suposada «depressió», em deia: «Deixa'm fer de guia i tot sortirà bé». Perquè ella veia com era jo, va veure i va viure episodis del seu fill horrorosos, com el de la «foto nadalenca», i ho va passar malament perquè vaig tallar el cordó umbilical.

Quan la gent em pregunta: «I els teus pares, no veien res, no feien res?». La resposta és que sí. L'actitud de la mare era preguntar-me, renyar-me i avisar-me: «Raül, has de tirar endavant». Des que era petit m'ha corregit el comportament quan no era correcte. I ja de gran, malalt, m'entrava per una orella i em sortia per l'altra. «No penseu que no fèiem res, ho fèiem a la nostra manera, i de la manera que ens semblava que era la millor», et respondrien ells. I és així.

«Sempre li dic: "Raül, em sap greu, t'ha tocat una mala mare, la mare més dolenta del món", perquè sempre he corregit la seva actitud, la seva manera de comportar-se...», declara Carme Ruscalleda. «El renyava quan es llevava tard, quan no complia, quan a l'escola no feia el que havia de fer, quan era desordenat... Soc la seva mare, però sabia el que feia bé i el que feia malament. Al meu parer, algunes mares malcrien molt. "El meu fill és el millor", presumeixen. No, senyores! Una mare sap les virtuts i els defectes dels seus fills. "El millor de la meva vida, el meu fill", proclamen d'altres. No, el més important, sí; el millor, no. El millor és la mateixa vida.

»Potser és que jo no soc una mare gaire maternal, no soc com les noies de la meva joventut, que deien: "Si el meu nòvio no pot tenir fills, no m'hi caso. Jo vull tenir fills". Soc d'una generació en què t'obligaven a ser mare, tocava tenir fills, i jo els vaig tenir, però no per obligació, sinó convençuda, feliç i contenta. Ara bé, també treballava intensament fora de casa. Nosaltres hem treballat des que érem petits, i els meus fills també, els hem ensenyat a treballar des de joves, el mateix que van fer amb mi. La nostra filla Mercè ens ha donat dues netes, una d'elles ara adolescent, a qui, empesos pels seus avis, fan treballar una estona cada matí del cap de setmana al Jardí del Sant Pau, el bar que ella i la seva parella, Albert Rovira, van obrir el 7 de juliol de 2020 després d'una obra molt bonica i molt ben integrada en l'espai que abans havia ocupat el nostre restaurant. En Toni i jo mateixa li diem a la nostra neta que ha d'experimentar la duresa d'estar rere un taulell, d'atendre els clients i netejar les taules per entendre què és el món laboral..., i rebre un dinerons per això, per descomptat.

Potser hi haurà gent que pensarà: "Quina duresa!". Doncs, mira, nosaltres som de classe treballadora i creiem que això no fa cap mal», sosté Carme Ruscalleda.

La meva parella va venir a gairebé totes les sessions de teràpia i, en alguna ocasió, va coincidir amb els meus pares. Entre ells no hi havia gaire *feeling*, no parlaven, no es comunicaven, perquè tenien altres problemes externs. Ho sé ara, llavors no en tenia cap idea. M'ho van amagar de manera consensuada amb l'equip mèdic i terapèutic del centre per protegir-me. Jo em sentia molt culpable per com l'hi havia fet passar a ell, més que a ells. Era molt conscient del mal que li havia fet: li havia estat infidel, havia desaparegut dies sencers sense avisar-lo... I tenia por, por de quedar-me sol, de perdre'l. Quan t'ingressen, si tens parella, és el teu pitjor malson. A ell, després ho vaig saber, també li va anar molt bé verbalitzar el seu patiment en les sessions de teràpia. I a mi que ho fes. Perquè, al final, un addicte ha de fer les paus amb ell mateix.

Al centre em deien que, amb el temps, ja decidiria si volia mantenir la meva relació de parella o no. De moment, la tenia i havia d'acceptar-ho. En una etapa de la teràpia vam estar sis mesos sense veure'ns. És el que s'anomena *separació terapèutica:* allunyar-se per comprovar si pots funcionar sense drogues pel mig quan la relació estava molt contaminada per la malaltia. Passat aquest mig any vam intentar tornar i llavors el meu cap va fer un clic, vaig veure que no teníem res en comú, que no hi havia afinitat entre nosaltres. Crec que a ell li va passar el mateix. Vam quedar per prendre un cafè, tots dos amb la intenció de deixar-ho, perquè les nostres visions de la vida eren del tot diferents. I ho vam deixar.

8
El «joc de les pel·lícules»

When a man loves a woman
Can't keep his mind on nothin' else
He'd trade the world
For the good thing he's found.[1]

CALVIN LEWIS i ANDREW WRIGHT,
«When a Man Loves a Woman»,
de l'àlbum de Michael Bolton
Time, Love & Tenderness, 1991

T'agrada el cinema? Llavors és probable que coneguis el joc de les pel·lícules. Consisteix a descriure amb mímica —gestos i moviments corporals—, però sense parlar i sense dir res de res ni fer cap so, pel·lícules famoses, taquilleres, conegudes, perquè altres persones n'endevinin el títol. Es juga en grups de tres o quatre persones mínim, perquè sigui realment divertit.

La gràcia està a pensar en pel·lícules de tota mena, de temàtiques i públics diferents, del teu país i de fora. I si els teus contrincants són cinèfils, s'han de buscar una mica di-

1. «Quan un home estima una dona / no pot pensar en res més. / Canviaria el món / per tot allò de bo que ha trobat».

fícils perquè sigui més entretingut. Pots pensar-les al moment, de manera improvisada, o consensuar-les i anotar els títols en paperets que un membre del grup contrari anirà escollint a l'atzar. La gràcia també està en l'art de l'«endevinació» de les persones que juguen, molt lligat a l'art de la «imitació» del jugador que intenta que els seus companys descobreixin de quin títol es tracta. Si hi jugues, pots omplir vespres sencers amb rialles, i si els teus amics són competitius, la diversió sana està assegurada.

Per què us en parlo, d'això? Perquè em serveix per recordar un exercici que els addictes fèiem allà al centre. D'aquí les cometes del títol. Es deia «cinefòrum» i per a nosaltres no era un joc. Cap de vosaltres, ni jo mateix, som conscients de les pel·lícules que s'han arribat a fer amb arguments que giren al voltant de l'addicció en general i l'alcoholisme en particular. I segurament n'has vist més de deu en la teva vida, per curta que sigui.

Un cinefòrum curiós? Bé, tenia un objectiu molt important, que era aconseguir que els pacients ens veiéssim reflectits en la pel·lícula, i més important encara: que sabéssim què fer-ne. Reaccionar d'alguna manera: emocionar-nos, entristir-nos, plorar, penedir-nos, enfurismar-nos, sentir compassió, pena, ràbia... Qualsevol emoció és bona per començar a reconèixer un problema i buscar-hi solució.

Encara que, estrictament, un cinefòrum és una «sessió de cinema amb debat organitzat al voltant del film projectat», segons la definició del *Gran diccionari de la llengua catalana*, el de l'Instituto Hipócrates forma part del tractament individual dels pacients.

«Hem d'intentar treure informació de tot arreu, i els addictes tenen tendència a tancar-se, a no parlar. Visionar una pel·lícula convida a comentar-la després i, per tant, a expressar-se. L'activitat consisteix a projectar dues pel·lícules a la setmana amb temàtiques relacionades amb les drogues, les addiccions i les recuperacions; en definitiva, amb missatges terapèutics segons una selecció que fem nosaltres mateixos al centre. Abans de cada projecció facilitem un full a cada addicte que recull un seguit de qüestions que han de contestar amb el seu nom. En la primera se'ls demana que comentin breument amb quina seqüència o seqüències s'han sentit més identificats i quines situacions de la seva pròpia vida els ha recordat. En la segona, els preguntem quins sentiments els ha comportat veure la pel·lícula. I en la tercera, els diem que intentin explicar de quina manera consideren que els ha ajudat a nivell terapèutic. Per acabar, els indiquem que poden escriure altres observacions o comentaris en aquest sentit al dors del full» explica Dolors Matas. «El resultat? De tot. Hi ha pacients que et fan una crítica cinematogràfica! En aquests casos els has de recordar que han de buscar dins seu, preguntar-los si s'han vist reflectits, si el film els ha interpel·lat i si els pot ajudar. Els diumenges hi ha més cinema al centre, pel·lícules de ficció i documentals amb una finalitat recreativa, és a dir, que no han de comentar», resumeix la terapeuta.

Em vaig estrenar en el «cinefòrum» amb Andy García i Meg Ryan, coprotagonistes de *Quan un home estima una dona*,[2] un llargmetratge sobre el problema de l'alcoholisme al si d'una família «feliç» i «normal», aparentment. El prototip d'una família mitjana nord-americana amb èxit, vaja: un home i una dona, amb bones feines (i sous), la parelleta (dues nenes en aquest cas) i una casa «de pel·lícula» (una redundància).

2. *When a Man Loves a Woman* (Luis Mandoki, EUA, 1994).

«Tanmateix, després d'aquesta plàcida imatge, la mare amaga un terrible secret, és alcohòlica: sense haver begut se sent incapaç d'afrontar cap compromís social. Quan el seu marit s'adona del que passa, intenta fer front a la situació convencent-la que ingressi en un centre de desintoxicació. Però res serà fàcil, ja que tot depèn de la voluntat d'ella i aquí, precisament, és on es troba la clau del problema», resumeix amb encert Daniel Álvarez Moll en un post titulat «Cinema i alcoholisme en vuit pel·lícules» publicat a la web del Centre de Comunicació i Pedagogia.

«La pel·lícula dona molta importància al patiment que una addicció com aquesta causa en la unitat familiar. En aquest sentit, és especialment commovedor el personatge de la filla gran, una nena que ha de suportar l'enfonsament físic i psíquic de la mare, i els dramàtics esforços del seu padrastre per tirar-la endavant. Amb tota la intenció del món, el director hi reflecteix el patetisme, el dolor i la immensa perplexitat dels fills davant les crisis familiars d'aquesta mena», afegeix l'autor.

Són moltes les cròniques, les crítiques i les reflexions sobre pel·lícules que parlen d'addiccions que hem trobat mentre cuinàvem aquest llibre. M'han anat de meravella per refrescar-me la memòria, tan desballestada! Per això, en aquest capítol en reproduirem uns extractes. I també perquè pensem que, com a mi, ens poden ajudar.

«L'alcohol no ha estat mai el meu fort, però m'he identificat molt amb ella quan amaga el tema a l'armari. La veritat és que l'he trobat molt pastel, crec que tot plegat és molt més difícil. Odio Meg Ryan», vaig escriure jo sobre el film. Res més. Crec que, en aquell moment, odiava mirarme en certs «miralls» perquè també odiava els reflexos que m'oferien.

* * *

La segona cinta terapèutica que vaig visionar al centre va ser *My Name Is Bill W.* (Daniel Petrie, EUA, 1989), o la vida de Bill Wilson, el fundador d'Alcohòlics Anònims, la famosa associació creada per resoldre els problemes d'addicció a l'alcohol. De fet, el títol remet a la fórmula de presentació que fan servir els malalts que acudeixen a les seves reunions de grup per no desvelar la seva identitat. En resum, la història amb final feliç d'un paio explosiu, impredictible i incapaç de controlar-se durant gaire estona. Com jo.

«Dius que tornes de seguida i tornes a les mil fet un desastre. No soc l'únic que està malalt. Se'n pot sortir, d'això. Desitjo ser feliç, estar net, i fer feliç la gent que m'envolta», vaig anotar en el meu full després d'haver-la vist. Temps al temps.

* * *

28 Days (Betty Thomas, EUA, 1989) amb Sandra Bullock, em va fer sentir esperança. La pel·lícula explica la història d'una periodista addicta a l'alcohol que ingressa en una clínica de rehabilitació després d'haver tingut un accident amb un cotxe robat quan estava borratxa... el dia del casament de la seva germana! La conseqüència és una sentència judicial que l'obliga a romandre allà durant els vint-i-vuit dies del títol.

«El més curiós de la pel·lícula és que el guió és una barreja de comèdia i drama, la qual cosa dona a la cinta un to irregular, però, alhora, la fa molt assequible per ser treballada educativament [...] s'assenyalen alguns punts interessants sobre la natura de les addiccions i les variades raons que les produeixen. S'aprofundeix en aquest tema i es fa una interessant reflexió sobre la vida fàcil i còmoda de determinats sectors de la nostra població, i també es remarca com és de fàcil accedir a l'alcohol en situacions quotidianes», escriu Álvarez de Moll en «Cinema i alcoholisme en vuit pellícules». Acaba dient que el llenguatge que s'hi fa servir facilita la identificació del personatge. Ho comparteixo.

En les meves notes vaig destacar que diverses escenes m'havien recordat situacions de la meva pròpia vida, com «l'entrada al centre, les males companyies i que la família, si t'estima, no et fallarà mai». I vaig considerar que, a nivell terapèutic, m'havia ajudat a tenir paciència. «No seran només vint-i-vuit dies, sinó els que facin falta», vaig deixar escrit. Avui, rellegint les meves anotacions, veig l'evolució que vaig fer, a poc a poc, progressivament: de no ser capaç d'anomenar les coses pel seu nom —escric «el tema» o «el que em passa» per esmentar l'addicció—, a construir frases més llargues i reflexionades, amb un traç més clar i net.

⋆ ⋆ ⋆

Ho veig en els comentaris sobre *The Lost Weekend* (Billy Wilder, EUA, 1945), un clàssic del cinema en què apareix una joveníssima Jane Wyman —per a mi, sempre, Angela Channing, la dolenta dolentíssima de la sèrie *Falcon Crest*— que explica la història d'un escriptor fracassat, addicte a l'alcohol per això mateix o fracassat a causa de la seva addicció a l'alcohol, que, per tal de continuar bevent, és capaç de tot, fins i tot de robar a la seva dona i els seus amics. Si l'has vist segur que recordes l'escena del *delirium tremens* del protagonista, «assetjat» per animals de malson... Tremenda.

«Aquesta circumstància, entre múltiples exemples en què se'ns mostra la destrucció de la dignitat del personatge, són els elements vertebradors d'una història tràgica l'aparent final feliç de la qual no desllueix la intenció [...] del seu director Billy Wilder, el qual tracta el tema amb serietat i rigor [...] Un retrat realista i sincer sobre el tema de la beguda en què ni es denigra excessivament l'addicte ni se'l converteix en un ésser menyspreable [...] que deixa de banda el seu vessant més moralitzador per intentar explicar la història d'un malalt, endinsant-se en les causes i les conseqüències dels seus actes. Aquí no parlem de delinqüents, de gamberros o de malfactors: la malaltia afecta persones normals i repercuteix en els seus actes quotidians», reprodueixo desordenadament del post d'Álvarez Moll.

La curiositat amb què acaba el text —la desconeixia— no sé si em sorprèn o em fastigueja llegida avui. Recull que Wilder va reconèixer que la indústria de l'alcohol havia ofert cinc milions de dòlars a l'estudi perquè retirés la pel·lícula. «Això va fer que el projecte estigués a punt de no estrenar-se, i només la insistència del director va aconseguir que arribés a un circuit de sales molt petit. Al final, va acabar guanyant quatre Oscars: millor pel·lícula, millor direcció, millor interpretació masculina protagonista i millor guió». Una pel·lícula enorme.

«M'hi he sentit molt reflectit i, al mateix temps, molt avergonyit. He vist com soc, o com era i, encara que l'alcohol no sigui la meva droga estrella, sé que l'he de posar al sac. Inconscientment, he tingut ganes de consumir». Me'n vaig adonar i ho vaig compartir. Al dors, el meu primer comentari o observació seriosa: «M'ha emocionat molt la insistència de la parella del protagonista, l'he vist reflectida en la meva germana. Pel fet que sempre hi és, per insistir tant que fins i tot arriba a colar-se a casa meva passant per la del veí per ajudar-me. He entès també l'abandó del germà, tip de tot plegat. I m'ha sorprès que, en una pel·lícula tan antiga, la nòvia del protagonista ja tractés l'addicció com una malaltia. Fa pensar», vaig escriure.

* * *

Days of Wine and Roses (Blake Edwards, EUA, 1962) és un altre gran clàssic del cinema de les pel·lícules sobre addiccions en general i de l'alcoholisme en particular que projecten al centre. Tracta de la relació destructiva entre un relacions públiques i una secretària que, malgrat el seu recel a iniciar-la a causa de l'afició d'ell a la beguda, acaba sent la seva dona i mare del seu fill. Però l'addicció d'ell l'arrossega també a ella i es converteixen en una parella d'alcohòlics amb finals diferents: ell aconsegueix deixar-ho; ella, no.

«El director Blake Edwards [...] tracta un tema que no s'havia vist mai en les pantalles fins aquell moment: la tendència latent a adquirir l'hàbit de beure. La parella arriba a l'alcohol per vies diferents: mentre que ell ho fa a conseqüència d'un hàbit social mal assimilat que se li arriba a escapar de les mans, ella ja tenia tendències que demostraven que només li calia una empenta per caure en l'addicció», escriu Álvarez Moll en l'article «Cinema i alcoholisme en vuit pel·lícules». Les espines de les roses.

«Un dels aspectes més interessants del film és que planteja amb encert que, en el fons, la recuperació depèn exclusivament de la força de voluntat de cadascun de nosaltres. Això és pervers (no hi ha un fàrmac miraculós que ens ajudi), però alhora també ens ofereix un halo d'esperança, ja que és la capacitat de cada individu per sortir endavant el que marcarà la pauta», afegeix. I així és.

Després de veure-la, vaig anotar: «Sempre he estat addicte. No n'he tingut mai prou. Tots acabem igual si no ens posem en tractament. Al principi, ells ho tenen tot i a mesura que va transcorrent la pel·lícula les seves vides van empitjorant per culpa del tòxic. En acabar, ell torna a poc a poc al seu estatus, perquè fa bé el tractament. Ella, s'ha de veure... He de fer el tractament sí o sí. M'he d'agafar fort a la cadira».

⋆ ⋆ ⋆

Poc després, «la cadira» va tornar a aparèixer en els meus comentaris en un altre cinefòrum en relació amb el visionat de *Things We Lost in the Fire* (Susanne Bier, EUA, 2007), pel·lícula que explica com una mare de dos fills, vídua després d'un accident de trànsit, recorre a qui va ser el millor amic del seu marit en la infància, un ex heroïnòman, amb l'esperança que l'ajudi a superar la pèrdua. I com ell, mentrestant, lliura una batalla diària contra les drogues i es va rehabilitant gràcies a la seva nova situació. «M'he d'agafar a la cadira, perquè veig que si et permets una llicència reprens el camí allà on l'has deixat. I jo no vull que em passi això», vaig apuntar.

* * *

Encara que, sens dubte, el film més impactant que recordo de la meva estada al centre va ser *Flight* (Robert Zemeckis, EUA, 2013), el retrat d'un pilot d'una línia aèria comercial —interpretat per Denzel Washington— que només pot o només sap afrontar el dia a dia amb uns quants gots d'alcohol i una ratlla de cocaïna. S'empassa la primera als tres minuts de començar la cinta. I és, va ser, tan real, que tots els ingressats vam experimentar un sotrac i ens van haver de donar un vas amb aigua i sucre per equilibrar-nos. Encara recordo el so d'aquella esnifada... Era com si tu mateix fossis la cocaïna.

«Quan la desolació és l'única companyia i la tristesa ho inunda tot, el simple fet de respirar esdevé la tasca més hercúlia de totes. El més fàcil és deixar-se portar i caure en el cercle de les addiccions, i la droga i l'alcohol són la millor i l'única companyia. És llavors quan es crea un vincle tan fort, que la majoria de les vegades és impossible de trencar. L'únic que és capaç de deteriorar aquestes cadenes són situacions extremes que només es donen quan un no pot caure més avall o quan la mort et clava un bon ensurt. [...] El director, Robert Zemeckis, crea una sensació que només una muntanya russa és capaç de procurar: expectació, nervis amb un toc de por, un gran nus a l'estómac, crits i, per fi, la pau de terra ferma», ho descriu molt bé Cus Blesa Portela al post «Sobredosi d'altura» publicat a la web «El espectador imaginario».

La meva reflexió va ser més breu, però sincera: «M'he sentit molt representat des de l'inici de la pel·lícula. Durant tot l'any passat m'hi he despertat sovint, així. Fins i tot he notat el gust de la coca. He sentit que tots —pilot, fotògraf, captaire, polític, lladre o cuiner— estem malalts del mateix; és el mateix patró. He entès que no et cures si no ho vols i que la veritat sempre ha d'anar per davant». La meva ment era tan diferent, llavors... No l'he tornat a veure mai més. Igual, després d'aquest capítol, ho intento.

«Els terapeutes recollim els comentaris del cinefòrum els dimarts i dijous, els llegim, i si observem que en destaca alguna cosa d'algú que n'ha quedat molt tocat, ho compartim amb el grup de teràpia. I és que hi ha pel·lícules amb què s'identifiquen molt, o que els xoquen, o els interpel·len, i això és el que busquem, que els remoguin per dins. De totes maneres, no es pot baixar mai la guàrdia perquè, recurrentment, els addictes escrivim el que creiem que volen llegir els terapeutes perquè vegin la nostra evolució i de seguida ens donin l'alta. Els addictes tenim tendència a manipular i, alhora, tenim la necessitat que ens creguin. I, com a terapeuta i addicta, no em crec mai res, soc una addicta malpensada. Penso: "Ja ho veurem". I amb el temps, la intuïció t'ajuda. Em va passar amb en Raül. La meva intuïció em va dir que tiraria endavant», manifesta Dolors Matas.

No he tornat a veure *Flight*, però durant el meu ingrés a Hipòcrates sí que vaig repetir, i vam repetir, uns quants llargmetratges que havíem vist els primers dies, una altra tècnica de l'equip de l'Institut per observar l'evolució dels pacients. Entre els nous comentaris que vaig escriure he triat aquest: «Ho he passat malament i no he gaudit gens de la vida», «Esperança, però molta feina per davant», «La unió fa la força», «Soc conscient que he de canviar d'actituds i amistats», i «No he d'oblidar el meu passat per no repetirlo en el futur». Ho estava entenent. I vaig deixar d'odiar Meg Ryan.

«Els comentaris cinematogràfics aplanen el camí als objectius setmanals: dues activitats diferents, però molt relacionades. Els objectius setmanals van lligats al que cada pacient es proposa aconseguir durant el seu tractament, que ha d'escriure en un full sota unes reflexions que es repeteixen cada set dies: com s'ha sentit durant la setmana, què considera el més important en el moment que està vivint, què ha après d'ell mateix..., que s'entreguen el dia que determina el seu terapeuta, que els llegeix i només els comenta en grup si observa alguna cosa especialment important. Autoavaluar els objectius expressats amb anterioritat és l'últim enunciat del "full en blanc" que els proporcionem», explica Matas.

«La setmana passada no tenia objectius. Espero tenir-ne més d'un la setmana que ve», vaig escriure el primer dia que vaig haver d'autoavaluar-me. De voluntat sí que en tenia. «Intentaré parlar més en les teràpies i, sobretot, intentaré donar consells o opinions als meus companys», vaig proposar. «Avui fa set dies que soc aquí i m'he sentit una mica perdut, però tinc la gran sort que tots els meus companys m'ajuden [...] i m'estimulen a fer coses (positives)». «A hores d'ara, el fet més important per a mi és fer una vida sana i ordenada, estar en pau amb mi mateix i no fer patir els que m'envolten, sobretot, la meva parella i la meva família», «He après sobre mi que no soc un viciós, sinó un malalt», em sincerava.

Cap a la meitat del meu ingrés em vaig proposar com a objectius «demanar més ajuda a les infermeres, no "escoltar-me" tant i participar més en la teràpia». Tres metes, escrites l'una rere l'altra, ordenades, amb el seu guionet i tot. «Aquests dies m'he sentit bastant bé, una mica perdut en el tema dels sentiments, espantat i cada dia amb més forces per deixar el món en què estava», afegia. «A hores d'ara, el fet més important per a mi és deixar els tòxics, l'alcohol inclòs». «El camí que he de fer és llarg», vaig reconèixer sobre el meu autoconeixement en un altre moment. I m'autoavaluava amb nota: «Avaluació dels objectius que em vaig proposar la setmana passada? Molt bé, els he complert al cent per cent, no faig teràpia fora de teràpia». Soc el millor, olé!

En el meu últim full d'objectius vaig ser més modest. Hi vaig escriure que volia «deixar d'escoltar-me tant, deixar-me portar, fer servir les eines, no tenir afany de protagonisme i ser humil» com a punts a assolir. Vaig ser clar i directe. «El fet més important per a mi és seguir el tractament, canviar els hàbits i deixar les drogues». Vaig continuar parlant molt clar. Havia après que «m'agradava ser el centre d'atenció, que soc molt orgullós i molt prepotent». He millorat. I vaig ser molt crític amb l'avaluació dels meus propis objectius: «Els podria haver complert millor, encara tinc molta feina pendent». Vaig ser sincer.

És evident, però ho vull dir: guardo totes aquestes notes, amb cal·ligrafies diverses, en una carpeta, la mateixa que em van donar quan vaig ingressar. Quan ets sentimental...

9

L'acceptació, les recaigudes, el perdó

When the sharpest words want to cut me down
I'm going to send a flood.
Going to drown them out
This is brave, this is bruised.
This is who I'm meant to be, this is me.[1]

Benj Pasek i Justin Paul, «This Is Me»,
de l'àlbum de Keala Settle *The Greatest Showman*, 2018

Acceptar-se no és fàcil. No ho és mai, ni quan ets petit, ni quan ets gran. I menys encara si ets un addicte. Acceptar que has robat, enganyat, ferit i desesperat els teus éssers més estimats no és fàcil. Acceptar que has llençat per la finestra molts anys de la teva vida, tampoc. Però acceptar-se forma part de la vida i del tractament. Amb el temps acceptes que les substàncies psicoactives et canvien al cent per cent. A mi i a qualsevol addicte. Tant és el que prenguis, seràs drogodependent passi el que passi. Només et queda acceptar-ho.

1. «Quan les paraules esmolades em vulguin ferir / enviaré un diluvi, les ofegaré totes. / Això és ser valent, això és estar masegat. / He de fer aquestes coses, jo soc així».

Quan un membre de la teva família ingressa en un centre de desintoxicació, ho silencies i no dius res si ningú no et fa alguna pregunta directa. I si ho fan, dius que està treballant o a l'estranger. Perquè et fa vergonya.

Quan feia vint dies que havia ingressat, el meu avi va entrar al despatx de la mare i li va preguntar: «On és, en Raül?». I la mare l'hi va explicar. «Mira, ho sabia, aquest xaval ja no farà res a la vida. L'únic que es pot fer amb ell és tancar-lo i llençar la clau. Serà la vostra perdició, una ruïna per a la família. No hi ha res a fer», li va contestar. Vergonya aliena.

Els addictes no sentim vergonya fins que ens posem en tractament. I això que vivim nombrosos moments en què en podríem experimentar i la detectem a les cares de familiars, amics i companys de feina. Al meu entorn en devia provocar sovint per no saber comportar-me, pel nas empolsegat de color blanc, per les nombroses visites al lavabo, i les mil i una ximpleries que em sortien de la boca enmig d'un servei o d'una celebració.

Podria estar hores omplint pàgines del que feia sense sentir cap mena de vergonya. Potser una mica, l'endemà, quan tornava a ser jo i recordava algun episodi..., fins que consumia altra vegada i me n'oblidava.

Però de sobte, un dia, sents VERGONYA, VERGONYA DE DEBÒ, EN LLETRES GROSSES. Vergonya quan tornes a casa, quan tornes a la feina, quan imagines què pensarà la gent de tu, quan t'enfrontes al món... És una sensació molt estranya, produïda per la malaltia, com tantes altres. Quan hauries d'enorgullir-te de tot el que has aconseguit, la malaltia t'ho ven com el pitjor. «Mira que n'ets, de pringat», et ressona al cap. Perquè ella, que és molt llesta, et té dominat i només vol que tornis a consumir. Penses que el que és vergonyós és deixar de prendre drogues i tenir una vida «normal», com qualsevol.

He escrit «normal». Quina paraula!. Quan ets un «addicte en actiu» penses que tothom consumeix, que no hi ha ningú que no es drogui, però quan fas el pas i portes un temps sense consumir, t'adones que justament és al contrari! La malaltia et ven un munt de fantasia i tu l'has anat comprant. Fins que deixes de fer-ho.

Mirant enrere, crec que durant la meva recuperació no vaig sentir gaire vergonya, però soc conscient que quan en parlava ho feia amb la boca petita. «No, no bec alcohol perquè soc addicte». Però, a poc a poc, normalitzes aquest addicte, l'acceptes, i la grandària de la lletra o el volum de la veu acaba sent el mateix que el que fas servir amb qualsevol altra frase: «No, no bec alcohol perquè soc addicte». Ni més ni menys.

Recordo que, quan era petit, era tímid i vergonyós, i que la mare sempre em deia que, en sortir de casa, la vergonya es deixava rere la porta. Avui, la recuperació m'ha portat aquesta vergonya de la infància, una vergonya innocent pel meu caràcter introvertit. I sempre que he de fer alguna cosa que no està sota el meu control, que no domino, m'envaeix la mateixa sensació infantil, i llavors penso en la mare, agafo la vergonya i la deixo a casa abans de tancar la porta. I endavant les atxes.

La mare, per cert, em va explicar la conversa que va tenir amb l'avi Ramon després de la meva estada a l'Instituto Hipócrates per al tractament de les addiccions. I immediatament el vaig anar a veure, a ell i a la meva àvia. L'avi Ramon no va poder estar més content.

Abans de morir, va estar ingressat a la clínica Quirón, i jo, ja rehabilitat, vaig ser l'únic net que el visitava cada dia. «Per què vens aquí, amb un vell?», remugava. I jo li deia: «Avi, treballo a Barcelona i tinc temps». I ell em parlava de les seves coses i de com estava d'orgullós de mi. «Quan la teva mare em va dir que havies ingressat en aquell centre li vaig dir: "Llença'l al riu, que la droga és molt dolenta" —em va confessar en una de les meves visites—. Però et veig ara i t'entenc moltíssim. I com ho deus estar passant de malament... Jo vaig fumar caliquenyos tota la vida. Vaig haver de deixar de fer-ho per prescripció mèdica fa vint-i-cinc anys. I avui me'n fumaria un! I parlo de tabac! Estic tan feliç, me'n vaig tan content...», em va confessar.

Al cap de poc d'aquesta conversa va entrar en coma, fins que es va apagar uns dies després. Se'n va anar el 2015 i jo hi vaig ser. I la vergonya es va transformar en orgull perquè si hagués estat un addicte «en actiu», no hi hauria estat pas, allà. I amb l'excusa de la malaltia m'hauria pres de tot a la seva salut.

Els addictes som així, pensem que només existeix el nostre dolor i no tenim empatia. Per això, molta gent, molts amics, bons i dolents, s'han quedat pel camí.

«La relació entre en Raül i jo sempre ha estat molt estreta. Som capaços de comunicar-nos amb una mirada, però aquest vincle no va actuar com a sisè sentit per avisar-me, per avisar-nos, del que estava vivint en soledat... A mi em va costar entendre-ho. El familiar de l'addicte se n'adona, però com que està envoltat de mentides i de maquillatge, no s'ho vol creure, s'aferra al "no et preocupis, no és res", "ara tots proven de tot", "ell controla", "fa el mateix que molts altres", "no pateixis"... És el que vols sentir per descansar i no patir. "No m'agrada el caràcter que té en Raül, de vegades es com si em bordés, d'una manera... I de sobte, canvia. Això no és normal", li deia a la Mercè, la meva filla petita i germana d'en Raül. L'hi comentava a ella pensant que per la seva joventut i per la seva personalitat sabria més coses que nosaltres. "No sé, com els altres, tots els joves actuen d'aquesta manera; tots els joves tasten substàncies, no és pitjor que molts altres, és com tots", em responia. Era el que jo volia sentir, era un consol. "Vaja, doncs, deixem-lo estar, ho dominarà. Ho controlarà...", pensava. Però te n'adones, és clar que te n'adones, per això busques respostes, fins i tot del malalt mateix: "Escolta, fill, què et passa? No ho entenc...". I ell em responia: "No, res, tinc un problema aquí, o allà...". I quan finalment confirmes que la realitat que sospitaves és veritat, i que la resposta a les preguntes que anaves fent és que tot va malament, és impactant. Quan una persona tan pròxima com una filla et diu: "Escolteu, tenim un problema i és molt seriós. Hem d'actuar", se't desmunta aquella il·lusió que tu tenies que allò era passatger, que no era greu. I evidentment actues! I ràpid! Perquè, a més, a casa, som gent que de seguida prenem mesures.

»Insisteixo: que ningú es pensi que quan hi ha una addicció a casa els pares mirem cap a una altra banda. Els pares ho veiem, ho vivim. El que passa és que et diuen que no passa res, i potser és justament això el que vols sentir». Són les paraules plenes de sinceritat de Carme Ruscalleda.

Por, incertesa i dolor són alguns dels sentiments o estats anímics que es viuen durant la malaltia. La ignorància n'és un altre.

La Carme fa memòria: «Entres en un món que ignoraves del tot. Jo he hagut de demanar perdó a la terapeuta Dolors Matas, que tant bé ha fet a en Raül, perquè el dia que el vam acompanyar al centre se'm va acostar i em va posar la mà a l'espatlla, i jo, empipada perquè estàvem allà, la vaig rebutjar i me la vaig treure de sobre de mala manera. I després de la primera teràpia familiar a què vam assistir en Toni i jo, em va semblar que allò, en un parell de setmanes o tres, ho tindríem solucionat. T'ho asseguro. Quina ignorància! Una senyora que estava amb nosaltres, l'àvia d'un noi de l'edat de la meva mare, em va dir: "Ui, relaxi's, això és molt llarg, això no s'acaba mai". I jo vaig pensar: "Què diu, aquesta senyora?". Em va semblar fins i tot que estava desorientada. Fins que ets tu la que fa teràpia i el terapeuta t'engega: "Escolta... Si el teu fill estigués ingressat aquí per un càncer, t'ho miraries d'una altra manera. I ha arribat aquí amb una malaltia tan perillosa com el càncer, a veure si ho consideres així. Aquest noi, primer, ha d'adonar-se del que li passa, i segon, ha de tenir ganes i posar molta paciència per curar-se; ell i la seva família. I va ser llavors quan em vaig negar a anar a teràpia, vaig sortir d'allí ensorrada, ensorrada... Vaig dir: "Ho sento, però no puc venir, necessito aferrar-me a la vida, fer-me forta... Sé que en Raúl està internat per la seva pròpia voluntat, que ell és conscient que ha d'estar aquí, però ho sento, jo no puc venir...". Em feia mal; em feia molt de mal. I hi vaig renunciar. Potser, com a mare, hauria d'haver anat a veure'l, però no podia, em destruïa la força mental... El que no vam deixar de fer és anar-hi els diumenges, el dia que el centre donava permís als familiars per visitar els ingressats. Hi vam anar sempre, fins i tot quan ell ja vivia en un pis tutelat. El que jo no podia era anar a teràpia familiar, cosa que en canvi el seu pare, en Toni, sí que va fer més d'una vegada. I en tornar, m'ho explicava, ho compartíem, ho patíem, però ja no era el mateix que viure-ho en directe, que escoltar aquells drames familiars tan cruels, tan greus... Al mateix temps, les paraules del seu terapeuta ens acompanyaven i ens donaven molta força: "Sempre vaig saber, sempre vaig veure, que en Raül ho aconseguiria", em repetia. En Raül sabia que havia tocat fons i que només li quedava intentar allò. I ho va fer, conscientment i molt convençut. Va estar al lloc adequat en el moment just.

»L'èxit és del malalt, no de la família, perquè, naturalment, un malalt adult, de l'edat d'en Raül, ens podia haver fet una botifarra, a nosaltres i al centre, i enviar-nos a tots a pastar fang. En canvi, va ser ell qui es va adonar que havia davallat a l'infern, va ser ell qui tenia ganes de sortir d'aquell pou, va ser ell qui segurament havia pres consciència que havia jugat amb la mort. Per tant, l'èxit és seu. Tu pots acompanyar el teu fill o filla, però si ell o ella no s'adona de la trampa en què viu, no en podrà arribar a sortir. Tu els acompanyaràs des de l'amor, però la lluita és seva, és ell o ella qui ha de fer aquest pas, qui ha de prendre consciència del problema. La família es mou, ajuda en el que pot, però l'èxit és del malalt, de l'addicte. Sens dubte.

»Al cap dels anys, i ja amb perspectiva, vaig oferir la meva ajuda a Dolors Matas, la terapeuta que el segueix acompanyant: "Utilitza'm, demana'm el que vulguis, jo vindré a la clínica al que faci falta, a explicar a les famílies el que em va costar entendre-ho, aquesta manera meva d'actuar, aquesta ignorància, aquesta realitat... Estic a la teva disposició", em vaig oferir. Ho vaig dir i ho vaig fer. Quan en Raül estava fent vida normal, vaig tornar al centre amb la voluntat de compartir la meva experiència. I ho segueixo fent, en entrevistes en mitjans de comunicació i en aquest llibre, per descomptat. Durant aquest temps se m'han acostat molts pares per interrogar-me sobre l'addicció; fins i tot m'han trucat molts pares, gent que ens ha vist i sentit... I veig el que significa que nosaltres, sent persones públiques, ho hàgim explicat. L'addicció és una pandèmia moderna que afecta molta població, un mal ocultat, maquillat, dissimulat, que ens porta a amagar el cap sota de l'ala. I crec que hem fet molt bé d'obrir la finestra i explicar-ho a la mateixa persona que la pateix i a les famílies que la pateixen amb ells. He rebut trucades de gent que no conec ni coneixeré mai, de diferents punts d'Espanya, i hem estat més d'una hora al telèfon xerrant, preguntant-me què tal la clínica on va estar en Raül. Persones que volien saber i també explicar-me la realitat de casa seva... Jo no puc fer res més que ecomanar el tractament i el centre, ho recomano de totes totes. I no puc fer res més que agrair al nostre metge de capçalera que ens el busqués. Perquè quan et topes de cara amb aquesta situació, amb aquest quadre d'"hem de prendre mesures, què fem, on anem", es viu com una urgència, és una urgència. I ell ens la va solucionar», reconeix Carme Ruscalleda.

L'addicte és un malalt amb tendència a la recaiguda, l'OMS mateix ho contempla; per tant, les recaigudes també formen part de l'acceptació. Encara que costi acceptar-les.

«El toxicòman no és una persona que doni gaires alegries, té moltes recaigudes, és un pacient poc agraït per a la sanitat. Tot i això, nosaltres partim de la base que es poden tractar les addiccions sense recaigudes, pensem que són evitables, que no s'han de produir necessàriament», ho assenyala Blanca Brigos. «En algunes definicions de la malaltia de l'addicció es dona per descomptat que hi haurà recaigudes: "L'addicció és una malaltia crònica amb tendència a la recidiva", és a dir, a les recaigudes. I en comunitats com Alcohòlics Anònims, per exemple, també ho donen per fet. En el nostre centre, quan es produeixen, les recaigudes s'aprofiten per examinar què ha passat; intentem que la persona faci una introspecció, veure què ha passat en el procés, i no es renya l'addicte, se l'acull amb afecte», explica.

«Les recaigudes no són un fracàs, no les considerem així. Quan un addicte recau cal acollir-lo i no fer-lo sentir culpable, perquè ja és prou gran la culpa que l'envaeix», corrobora Dolors Matas. «En Raül va tenir dos companys molt importants durant el seu ingrés, un dels quals va recaure dues vegades, i he de reconèixer que em va saber molt greu, perquè no ho vaig veure venir de cap manera. Encara em fa mal ara, perquè havia fet una feina brutal, perquè tenia una vida superestable i perquè sé per experiència el que els espera a ell i als seus. Amb la recaiguda del seu company, en Raül va tenir un disgust enorme, ho va passar fatal, però va fer el que havia de fer. Anar enrere, ni per agafar impuls», remata.

* * *

Els addictes no sabem estar sols i sol és com et deixen quan et porten al centre de desintoxicació. Arribes allà i, de sobte, et veus envoltat de desconeguts. Però aquestes persones estan en la mateixa situació que tu i això et reconforta. Els primers dies no trobes el teu lloc, però a poc a poc comences a veure'ls com a companys i a establir llaços amb qui tens més afinitat. Com que la soledat ens fa molta por, el primer error que cometem és etiquetar com a «amics» els companys de tractament. I, encara que els terapeutes t'adverteixen que el temps dirà si us uneix alguna cosa més que la droga, l'addicte no escolta.

Jo i l'Elisabet Serven —l'Eli per als amics—, una calcomania meva en actituds i batalletes, ens vam avenir molt. I, al cap de poc, amb un altre company, amb una vida que en alguns aspectes no havia estat gaire diferent de les nostres. Tots tres fèiem pinya. Vam passar l'ingrés junts: quan fèiem teràpia o seguíem la rutina del matí, durant els àpats, als cinefòrums, a la teràpia amb els veterans (addictes rehabilitats) de la tarda i a les passejades o estones d'oci que es dedicaven a caminar.

Imagina't les converses de tres addictes que comencen un tractament contra les drogues! Parlàvem de mil i una vivències. Llavors no ho compreníem, però en totes aquestes converses la droga sempre estava present. I, tot i que ens havien avisat, vam passar la línia fina que va de companys a amics. I malgrat que ens insistien en el fet que si un company requeia per no revelar un secret ens pesaria en la consciència, les nostres converses quedaven per a nosaltres. Fins que un dia, l'Eli em va donar una lliçó que em va fer canviar de perspectiva.

A l'inici d'una teràpia en què, novament, es va insistir en aquest tema, va revelar al grup un comentari meu molt desafortunat sobre un altre addicte hores abans al centre. Aguantant-se el plor, va aixecar la mà tremolant i va explicar el pecat sense dir qui era el pecador. La nostra terapeuta li va insistir en el fet que revelés el nom de la persona que ho havia fet, ella va vacil·lar i jo ho vaig aprofitar per avançar-me i delatar-me entre avergonyit i a la defensiva. L'Eli, entre llàgrimes, em va demanar perdó i jo l'hi vaig acceptar a l'instant, perquè allà, en aquell moment, vaig aprendre la diferència entre amic i company, i vaig entendre que va ser una mostra d'amor. Aquell dia vam aprendre a tractar-nos com el que érem, companys de tractament, i a no deixar-nos-en passar cap ni una. I, avui, ella és un referent en la meva vida, sé que sempre em dirà la veritat del que pensa, encara que em faci mal. Perquè estimar és dir la veritat.

★ ★ ★

Al cap dels tres mesos obligatoris de tractament al centre, els addictes ingressats a Hipócrates reben una mena d'alta que els permet viure en un allotjament tutelat des del qual han de continuar participant en les teràpies de manera externa, com a reforç. Ho he explicat fa una estona. És el temps que es necessita per veure qui segueix el tractament amb consciència que no hi ha cap altra sortida i qui ho fa per calmar la família. A mi em van instal·lar al municipi de l'Ametlla del Vallès, no gaire lluny, i als meus dos companys en dues localitats diferents, també a prop.

Suposo que el meu company no ho va passar gaire bé en la seva nova destinació, li va canviar el caràcter i es va allunyar de nosaltres. L'equip d'Hipócrates va intentar que passés pel centre de dia, però no ho van aconseguir i, a la primera de canvi, va recaure. No recordo molt bé com va anar, però sí el dolor, la tristesa i la ràbia enormes que vaig sentir. No entenia res, vaig plorar molt durant les sessions de teràpia, però la meva terapeuta em deia que aquests plors eren d'enveja perquè ell havia consumit i jo no. Francament, no m'ho creia, pensava que plorava per sentiments d'amistat cap a ell, però ella tenia raó, amb el temps ho acabes veient. «Venim sols i marxem sols», insistia la Dolors. És dur, però és veritat.

En el grup de referència també vaig tenir afinitat amb un altre noi una mica més jove que jo, amb ell no havia coincidit a l'hora de l'ingrés. Amb el temps, les trucades per parlar de situacions que no sabíem gestionar o per afrontar la teràpia van anar donant pas a converses d'amistat. Jo li explicava tot, tot. Em vaig obrir en canal, amb ell, i crec que ell va fer el mateix amb mi. Al cap del temps, vam començar a compartir sortides a les tardes, sessions de cinema, sopars i les primeres nits que podíem tornar a sortir... Fins que un dia fatídic vaig rebre una trucada de la Dolors Matas per comunicar-me que ell també havia recaigut. Era un 26 de desembre. La recaiguda va tenir lloc durant la Nit de Nadal. I en els dos minuts que va durar la trucada vaig passar per tots els estats emocionals possibles: sorpresa, plor, ràbia, pena, dolor...

La Dolors em va preguntar si en sabia alguna cosa, si l'havia vist estrany, si li podia explicar res. I jo li vaig respondre que no, que m'havia enganyat. La meva terapeuta em va explicar llavors que havia tornat al centre, que estava controlat, i em va recordar que si em sentia malament per la notícia truqués als companys veterans o a infermeria per desfogar-me. Jo li vaig donar les gràcies, em vaig acomiadar traient ferro a la cosa i vaig penjar. Vaig passar una nit dolenta perquè sí, somiant amb ell, amb recaigudes i amb droga, amb molta droga. La meva malaltia es fregava les mans en aquell moment i, de sobte, vaig recordar una de les últimes vegades que l'havia vist.

Era diumenge i havíem comprat unes entrades de tarda per anar al Liceu, volíem gaudir de *Tristany i Isolda* amb els nostres terapeutes, a qui vam convidar a acompanyar-nos. Ens vam vestir per a l'ocasió, tal com mereix l'òpera: trajo, camisa blanca i corbata de llacet. I, abans, ens en vam anar a dinar tots junts. Estàvem feliços, o almenys jo sentia una felicitat plena per poder fer el que no havia fet mai. Però a l'hora de pagar el dinar, em va dir que s'havia deixat la cartera, que si li podia pagar la seva part, que ja me la donaria. La veritat és que l'excusa em va grinyolar, però no hi vaig donar importància; vaig pagar i aquí va quedar la cosa.

Tristany i Isolda va ser una meravella. Wagner en estat pur, amb una posada en escena magnífica. Tot va anar genial. Entre acte i acte comentàvem el que ens semblava i recordàvem que érem allà gràcies al tractament; tot era agraïment i felicitat. Fins que, al tercer acte, el meu amic es va posar a plorar. Era un plor que podia reconèixer, però que havia oblidat; un plor de nen que demana ajuda a un adult, no un plor de goig en què deixes que les llàgrimes et regalimin per les galtes ben de gust. Li vaig donar la mà per calmar-lo, perquè sentís una escalfor pròxima, però ell me la va rebutjar i em va deixar anar un «quin gust» que em va fer una ràbia i una enveja horroroses. Jo volia sentir el que ell sentia! Per què no em sortia cap llàgrima, a mi?

Va acabar la funció i el més comentat van ser els seus plors. Ell va riure tímidament argumentant que la música li havia arribat tan endins que no ho havia pogut controlar. «Quina sort que has tingut!», vaig manifestar jo. I sortint del temple de la música vam anar rient, ens vam abraçar i cadascú va tornar a casa seva.

Després de la trucada de la Dolors, vaig entendre aquells plors. Eren de desesperació, d'engany i de dolor. I vaig entendre per què aquest dia havia preferit seure al meu costat, rebutjant que ella s'assegués entre tots dos, cosa rara quan et recuperes, perquè sents ànsia de tenir el teu terapeuta a prop, a qui sents com una mare, a qui jo sento com la meva segona mare, i a qui ell va voler tenir al més lluny possible aquella vetllada.

A partir d'aquest moment, les meves «referències» en teràpia van estar dedicades a ell, a la seva recaiguda i a la meva empipada. Allà em vaig adonar, o el grup em va fer veure, que no tenia tan interioritzada la malaltia de l'addicció com jo creia. «Si el teu amic estigués malalt de càncer i recaigués t'empiparies, però ho acceptaries», va expressar la Dolors. Ho va clavar. Però em va costar moltes hores de teràpia fer les paus, amb ell i amb mi mateix.

Abans que el meu amic complís novament els tres mesos d'ingrés, els de l'Institut em van dir que aniria bé que li fes una visita, perquè no ens vèiem des d'abans de la seva recaiguda. Tot i que encara em sentia traït i enganyat, hi vaig accedir, vaig agafar el cotxe i vaig anar a Seva. Quan vaig arribar-hi, vaig anar directe al despatx de la Dolors, la qual em va rebre amb aquella abraçada que la caracteritza, plena de calidesa i amor. Em va preguntar com estava. «Nerviós», vaig respondre. «Igual que jo», es va sincerar. «Igual que ell», va afegir. Llavors, va aixecar el telèfon de damunt de la taula i va marcar tres dígits, els de la seva habitació, i el va fer venir. Al cap d'un minut, el meu amic entrava al despatx. No ens vam dir res. Ell va deixar anar un tímid «hola» mirant la Dolors amb un somriure nerviós. Ella, rient, li va dir: «Ja el tens aquí». I el meu company, mirant-me a mi em va amollar: «A tu era a qui més por tenia de veure, fins i tot més que a la meva família». Jo m'hi vaig acostar i el vaig abraçar, i ens vam posar a plorar tots dos.

«Prou de drames. Aneu a fer una volta. I vigileu les converses!», va concloure la Dolors per animar el retrobament. I vam sortir a passejar per aquells camins ja coneguts, però que havíem recorregut per separat, ja que no havíem coincidit en el temps d'ingrés.

Vam parlar de coses absurdes, com dos que s'acaben de conèixer. Jo li volia retreure moltes coses, però l'únic important que li vaig dir va ser que mentre ell estigués en tractament, allà em tindria. I també que, si un dia tornava a recaure o abandonava, em perdria per sempre, que en aquest cas jo estava per sobre de la nostra amistat. Ell va fer que sí amb el cap i vam seguir passejant.

Em va costar tornar a escoltar-lo sense pensar que m'estava mentint, però els mesos van passar i la desconfiança que ens teníem va cicatritzar. Jo portava més temps sense consumir que ell i per això mateix m'hauria tocat ser un dels seus veterans, però com que no hauria estat objectiu, se'ns va demanar que no féssim trucades relacionades amb el tractament, només d'amistat. I tot va tornar a ser com abans de la seva recaiguda, van tornar els sopars i les passejades, el prendre cafè, anar a veure'l al seu negoci a les tardes, les rialles i les ximpleries.

En paral·lel, vaig conèixer un noi i me'n vaig anar de vacances a Itàlia amb ell. Abans vaig anar a acomiadar-me del meu amic. «Estem en contacte. Menja molt, descansa i atipa't de follar», em va desitjar, abraçant-me entre rialles. «Ho faré. Que vagi bé, truca'm, ens veiem a la tornada». Una altra abraçada i un altre adeu. No vam parlar més. I mentre jo era a Itàlia, va tornar a recaure.

La Dolors va demanar als meus companys que no m'ho expliquessin. Ho va fer ella quan vaig haver tornat. I va afegir que, aquesta vegada, ell havia triat no reingressar. Vaig tenir molt clar el que havia de fer. Vaig esborrar aquesta persona que em pensava que era amiga meva, amb qui compartia planeta, però que vivia en un univers diferent. Vaig esborrar tots els seus contactes i totes les nostres fotos i el vaig bloquejar a les xarxes. En tot aquest temps he pensat molt en ell i he tingut ganes de saber com li ha anat, però sé que no se m'hauria posat bé. Diuen que el temps ho cura tot, però no podré estar mai amb ell mentre segueixi al seu univers.

* * *

Mesos enrere, anant a la feina amb bicicleta per Barcelona, el vaig veure assegut en una terrassa. Les nostres mirades es van encreuar, però ens vam ignorar, encara que el destí va voler que el semàfor es posés en vermell i m'obligués a parar. Em vaig quedar mirant endavant, sense girar-me, notant la sang que em bategava a la jugular, esperant que el semàfor es posés de color verd. Quan ho va fer, vaig continuar el meu camí. Sense mirar enrere.

Acceptar la recaiguda d'un company, d'un amic, és fins i tot més difícil que acceptar tot el que has robat, enganyat, ferit i desesperat als teus éssers més estimats. Més que acceptar, és perdonar. I en aquest procés estic.

Quan comences un procés interior que et canviarà al mil per mil, deixes moltes coses pel camí, però en guanyes moltes més. És un viatge que porta nous companys a la teva vida, alguns dels quals, afortunadament, s'hi queden.

10

Viure sense drogues: (re)aprendre

Y ahora ya sé cómo es mi vida sin mí.
Frases a medias y un extraño en mi jardín.
No queda nada que poder destruir aquí
después de esta gran guerra civil.
Ya sé cómo es mi vida sin mí.
Ya sé cómo es la vida.

ANDER CABELLO, DANIEL DEL VALLE,
JOSHUA FROUFE, JUAN G. DE LA ROSA,
MANUEL COLMENERO i MIKEL ERLANTZ,
«Mi vida sin mí», de l'àlbum de Shinova
La buena suerte, 2021

Meritxell Falgueras és un cas a banda en la meva vida, perquè ella és una amiga a banda. És la persona que ha viscut amb els dos Raül i, en certa manera, una gran coaddicta.

Falgueras ha passat tota la vida entre ampolles, vinyes i botes, i té un do natural per comunicar sobre el vi, oferint la seva visió personal, divertida i espontània en tots els canals que se li posin per davant ja siguin tastos, llibres, ràdio, televisió o xarxes socials (<@winesandthecity>). Autora de quatre llibres, en cadascun d'ells ha dedicat unes paraules al seu millor amic.

«Quan estava amb en Raül s'excedia, sí. Però no me n'adonava... Igual que els va passar als seus pares. Només recordo una vegada que Carme Ruscalleda em va recriminar, en certa manera, que no hagués vist el que estava passant. I em vaig disculpar dient-li que jo bevia, però que mai m'havia drogat, que em sabia greu. Jo només quedava amb en Raül els caps de setmana, i per anar a festes. De fet, ens vam conèixer en una, en l'aniversari del cuiner i amic comú Ramon Freixa, prenent *champagne rosé* en una piscina *infinity* d'un hotel de Barcelona. Va ser amor a primera vista, i la nostra primera nit boja: tots dos érem solters, ens agradava parlar de sexe, de roba... A partir d'aquell dia, vam començar a quedar, en grup o sols, fins que al final ens vam escindir de la resta perquè érem com Thelma i Louise. I fins avui, que som família.

»Érem joves, teníem èxit i calés a la butxaca, i bevíem cava o gintònic. Ens passàvem, sí, però jo no sabia que ell es passava cada dia. Els dissabtes a la nit anàvem a una disco gai i en Raül em deia: "Dona'm quaranta euros". I jo els hi donava, sense preguntar-li per què els volia. Ell desapareixia i jo em posava a ballar a la tarima, i quan tornava apareixia amb uns xurros. "Doncs deu haver convidat tothom a gintònic", pensava. Ell m'havia convidat a sopar, no em semblava que li hagués de preguntar què n'havia fet, dels diners... D'aquesta actitud meva ell m'ha comentat, amb el temps: "Com podies ser tan ximpleta? No veies que desapareixia en un lavabo?". Doncs no, no me n'adonava...», assegura Falgueras.

Fixa't si la nostra relació és especial i com m'estima la Meritxell que el seu segon fill, en Leo, va arribar a aquest món abans d'hora, i com que el part va agafar el pare en ple vol de camí a l'hospital, em va demanar que em quedés al seu costat. Em vaig convertir en «pare putatiu» sense esperar-m'ho! Si no hagués fet el tractament, ella mai no m'ho hauria demanat. Al contrari, segur que l'hagués perdut.

«En Raül m'ha vist en els millors i en els pitjors moments de la meva vida. Després d'aquell part, vam passar la frontera de l'amistat», corrobora Falgueras. «Tot i això, mai me'n vaig adonar, de la seva malaltia. "Com pots ser tan naïf? Com és que no ho veies?", em va qüestionar el meu germà quan vam saber de què anava la seva addicció. La resposta és no. A mi no m'agrada beure al migdia, perquè al vespre he de treballar i necessito tenir el cap clar, però és veritat que si en Raül em venia a buscar per prendre una birra, ens la bevíem, encara que després me'n penedís perquè no estava al cent per cent. En el meu comiat de soltera vam obrir i ens vam beure unes quantes ampolles a casa meva, però ho vaig veure normal. No era una nit per deixar-lo beure a ell tot sol... Tampoc em va estranyar la proposta que em va fer quan va guanyar la segona estrella Michelin: "Anem a celebrar-ho amb un còctel", em va dir. Era al matí. Vaig pensar que esmorzar amb alcohol era una cosa excepcional, res que fos habitual per a ell. Ara sé que no tenia aturador», es lamenta la sommelier.

Sé que la Meritxell es va interessar molt per mi quan vaig estar ingressat, que va demanar veure'm, parlar amb mi per telèfon. «Temps al temps», li van respondre. «El que faci falta», va contestar ella. Finalment, em va visitar un divendres, dia de la teràpia familiar, embarassada de la Vita, la seva primera filla.

«L'11 de març de 2013 presentava el meu llibre *Los vinos de tu vida* amb Carme Ruscalleda i Raül Balam a Barcelona. A ell l'havien ingressat pocs dies abans, però jo no ho sabia. "En Raül no podrà venir", em va dir la Carme. Al cap d'una estona, vaig rebre un missatge de disculpa en el mòbil des del seu número de telèfon i em vaig adonar que ell no n'era l'autor, perquè no hi havia cap falta d'ortografia típica de la seva dislèxia. Vam estar un any i mig sense veure'ns, fins que, quan va poder, em va escriure: "Sé que ho estàs passant malament i de debò que em sap greu, però no et puc ajudar, estic amb la meva pròpia guerra". Només vaig poder plorar. Jo no sabia que el seu dia a dia era així. No m'ho imaginava. No hi vaig pensar mai, que visqués en aquell infern; si no, l'hauria ajudat. És el meu millor amic! Llavors vaig entendre la mirada de la seva mare.

»Embarassada d'uns sis mesos de la meva primera filla, la Vita, ens vam retrobar. Recordo molt bé l'entrada al centre, amb tots els addictes fumant a l'exterior, en Raül entre ells. "Has dut el pijama? Pensa que aquí et tanquen!", va fer broma. I jo vaig riure, perquè feia molts mesos que no bevia ni gota per l'embaràs, pensant que a mi allò no em podria passar mai. Quan algú parla de drogues et sents tan llunyana... Però després, després d'entrevistar-me amb Dolors Matas, assistir a una teràpia familiar i escoltar els testimonis de pacients com ell, vaig veure que allò anava un grau enllà. Recordo el cas d'una farmacèutica mare de família que s'amagava dels seus fills per beure, o de gent jove que davant els seus pares no beuen, però que després surten i s'afarten de cubates... Jo ho he fet! Qui no ho ha fet alguna vegada?

»Aquell dia també vaig comprendre que jo no era major d'edat pel que feia a captar la profunditat del tema de l'addicció. Després d'aquesta teràpia, en *petit comité*, em vaig sentir culpable de la meva feina. La Dolors i en Raül m'ho van treure del cap: "No diguis ximpleries! Això és com si un pastisser se sentís culpable d'elaborar pastissos perquè hi ha persones diabètiques!", van rebatre. Però t'ho juro que ho vaig pensar. Quin impacte té la meva feina en la gent que no pot beure? Aquell dia vaig comprendre tot el que comportava l'addicció i tot el que hi havia al darrere. I en aquesta trobada es va gestar l'embrió del meu llibre *Qué beber cuando no bebes*,[1] una guia exhaustiva sobre les begudes sense alcohol, amb un pròleg que vaig dedicar a en Raül, perquè em sentia en deute amb ell i amb mi mateixa».

«Va, saludem el Panteó d'Agripa», em va dir un dels meus millors amics obrint la finestra de la meva habitació, després d'haver dormit la ressaca que havíem acumulat celebrant els nostres èxits.

Gràcies a la meva feina en el món de la gastronomia ens havíem conegut en una festa on vam compartir unes copes d'escumós rosat en una piscina i... el que havia unit el vi es va convertir en una amistat fabulosa!

«Ho tenim tot», vaig dir deixant-me acariciar pel sol romà abans d'anar-nos-en a prendre l'aperitiu a la Piazza Navona.

Aquell cap de setmana vam beure massa, però jo acabava d'enviar el meu segon llibre a editar i ell havia guanyat un altre premi, molt merescut, per la seva feina, així que creia que no passava res i que ens ho mereixíem. El que jo no sabia aleshores era que, per a ell, començar el dia bevent no

1. Barcelona, Urano, 2017. Aquest llibre va ser premiat amb el Gourmand World Cookbook Awards en la categoria dedicada a begudes no alcohòliques el 2018. Aquests guardons són considerats els Oscars de les publicacions gastronòmiques.

es tractava de res excepcional, sinó que era part de la seva rutina.

Després d'això, vam estar una temporada llarga sense veure'ns per culpa de l'alcohol. Ell va començar a tractar la seva addicció, i jo... jo vaig passar almenys nou mesos sense beure'n gota! Acabava de saber que estava embarassada i, fins i tot sent sommelier i amant dels vins, tenia moltíssimes ganes de passar aquella dolça espera sense tastar-ne gens. Però al final van ser més de dos anys d'abstinència, i no solament per la meva decisió de donar el pit, sinó pels avortaments consecutius que vaig tenir abans de donar a llum la meva petita Vita.

Durant aquest període, degustar alta gastronomia o un simple filet a la planxa va ser un repte per a mi, pel fet que no podia gaudir-ne amb la meva beguda preferida. Després de més de quinze anys de professió pensant amb quin vi maridar cada àpat, havia d'inventar-me alguna cosa per continuar bevent i menjant amb tant de plaer com fos possible. Aigua, cervesa sense alcohol, sucs, refrescos... vaig haver d'obrir-me com fos a les possibilitats gustatives de totes aquestes begudes.

Al distanciament del meu millor amic i els avortaments, s'hi va afegir el complicat embaràs de la Vita i el diagnòstic de càncer d'un familiar molt proper. Gràcies a Déu, la Vita va néixer bé, vam vèncer el càncer, el meu amic va superar el seu alcoholisme i vam poder tornar a somriure tots junts, com sempre, compartint grans àpats amb begudes sense alcohol.

Va ser una etapa personalment grisa en què vaig poder empatitzar molt més amb la gent que no pot beure. I, d'alguna manera, tot el que vaig viure llavors em va portar a escriure aquest llibre, per convertir tota aquella energia en alguna cosa bonica.

Havia acompanyat el meu amic a teràpia i hi havia sentit històries molt dures. Vides fetes malbé de gent amb una addicció terrible i difícil de superar perquè la seva droga és legal i s'hi pot accedir a tot arreu.

Exalcohòlics, embarassades (i les que busquen un embaràs), mares que donen el pit als seus bebès, abstemis per religió o per convicció, gent que necessita fer dieta, els que no gaudeixen de les begudes alcohòliques, els que han de conduir, esportistes, els que s'estan medicant, els nens i adolescents que volen brindar per Nadal amb alguna cosa més especial que un refresc o l'aigua de cada dia... Em vaig prometre pensar en ells en la meva tasca de divulgació i des d'aquell moment vaig voler que la meva feina fos més que no pas havia estat fins aleshores: volia maridar la vida amb i sense alcohol.

Em vaig sentir culpable d'haver pensat que només el vi podia culminar un sopar i fer-lo perfecte per a una experiència sensorial i gastronòmica. O que només les begudes amb alcohol mereixien tenir una magnífica nota de tast.

Aquest és el meu tribut a tots els que no volen o no poden beure, temporalment o per sempre. Perquè no es necessita alcohol per ser immensament feliç. I hi ha moments que et pots sentir ebri de felicitat estant perfectament sobri.[2]

«Aquesta malaltia és emocional, psicològica i neuronal; sobretot, emocional. I per a la resta de la vida. Alguns pensen que no necessiten a ningú, però no és així», assegura la terapeuta Dolors Matas. «T'has de cuidar sempre. Jo vull continuar necessitant els altres. Compartir la malaltia la fa més suportable, i que algú et doni la seva opinió des de fora sempre és més objectiu.

»Quan se li dona l'alta, l'addicte surt amb un terapeuta i amb una pauta assignats. Cada tarda torna al centre de Seva per fer teràpia de grup i de referència, amb un grup menys nombrós, amb el qual va creixent i amb el

2. «Prólogo», a *ibid*.

qual comparteix el que li passa a la vida exterior i el que va sentint. Aquest procés s'allarga uns vuit o nou mesos, s'anomena (en diem així) *robotització del comportament* i s'assoleix seguint una rutina, apartant la droga del seu costat, aprenent a dir que no... L'addicte té els estímuls condicionats, viu envoltat de factors, situacions i persones de risc, i és important que aprengui a detectar-los. Per això, a més, quan refà la seva vida, sempre se li recomana que es deixi caure un parell de vegades a l'any per aquí.

»En Raül va estar un any i mig sense treballar, dedicant-se a la seva persona, el més important. Un temps que va dedicar a no consumir, a assolir aquesta robotització, amb esforç, constància, transparència, legalitat i compromís. Després, es va reincorporar al restaurant Sant Pau, a poc a poc. Primer, quatre hores al matí i, a mesura que anava passant fases, desaprenent el que tenia après, va anar augmentant les hores de feina. Per aprendre a viure sense drogues has de començar des de zero, no et serveix res, tot et fa pànic. La música, per exemple, té una capacitat bestial quan es tracta de canviar l'estat anímic i, al principi, t'has de fixar en el que escoltes perquè pots associar unes cançons determinades amb el consum. La música o et posa eufòric o malenconiós, i per a un addicte l'estat ideal és estar pla. Fins que arriba el moment en què la vida és com la dels altres i, si una situació se't complica, t'aixeques i te'n vas», afegeix la terapeuta.

Un company de tractament es va casar i va decidir que a la seva boda no hi hauria alcohol, de manera que molts convidats no hi van anar. La qüestió és que va muntar un casori en què molts dels assistents portaven alcohol d'amagat, als cotxes. I es van passar la vetllada entrant i sortint de la festa per beure i ballar desinhibidament. Normal? A mi no m'ho sembla.

És molt fort quan un dia el cap et fa clic i, de sobte, deixes de saber qui és el que està en el cos que t'ha acompanyat durant tants anys. Trenta-set en el meu cas. Et mires al mirall i veus un conegut, algú a qui, en realitat, no coneixes, no saps qui és.

Res, no saps res. Deixes de saber el que t'agrada, dubtes de la feina, dels amics, de les aficions, fins i tot de la teva parella. I, de sobte, mentalment et ressonen els interrogants: «De què ha servit la meva vida? De què ha servit el meu temps? L'adolescència, l'amor, el sexe, les feines, els viatges..., ha estat tot una mentida?». A qui es pregunti si anava tot el dia col·locat, li diré que no, però quan ho estava, era «l'absència de...», l'absència de tot. I us asseguro que això és pitjor. La sensació és desesperant i comences a plorar sense parar. Unes llàgrimes que són com el «mono», com anomenem col·loquialment la síndrome d'abstinència, i que tu vius com si t'arrenquessin la vida. «En Raül, el gran cuiner! Li treuen la droga i no en queda res.» Això és el que pensava i sentia jo. En diuen dol i fa tant de mal com si haguessis perdut un ésser estimat.

De sobte, t'omples d'apatia. «Per a què serveix tot plegat, si la vida serà així a partir d'ara? Tot és una puta merda», penses. I et sembla que no hi ha res que tingui sentit. I penses que mai més tornaràs a riure i a passar-t'ho bé... Com si allò d'abans fos la canya! Tens la ingesta de droga tan interioritzada que continues pensant que per divertir-te n'has de consumir i que, a més, ho fa tothom.

L'únic que volia era estar al centre o al pis tutelat per sempre, perquè era l'únic que coneixia en el meu nou estat, la meva zona de confort. Per primera vegada a la vida, l'únic que tenia clar era que allà em sentia segur i protegit. La meva terapeuta sabia que m'hauria d'empènyer perquè deixés el niu. Era el típic addicte en recuperació amb por del que no coneix, perquè la referència que guardava mentalment de l'exterior m'espantava.

A més, aflorava la culpabilitat. I en això, jo era el rei. Em sentia molt culpable per tot, per tot el mal que havia ocasionat a la família, a la parella, als amics, als companys de feina, a tothom. La culpabilitat apareix de sobte amb la persona desconeguda en què t'has convertit. Al final, tot està lligat i té dues cares. La malaltia no et deixa ser racional i t'omple el cap de pensaments perversos perquè et sentis malament.

I aquest malestar et porta al «quina puta merda tot». I el «quina puta merda tot» et porta al «jo no ho puc aguantar». I si no es pot aguantar, quina sortida et queda? Consumir, tornar a beure, a drogar-te, a perdre el nord. Perquè al final és l'únic que coneixes. Has interioritzat tant el malestar que et sembla normal, que això és la vida de debò.

«No em conec al mirall? Això, amb droga, no em passa».

«Estic apàtic? Això, amb droga, no em passa».

«Tinc una vergonya enorme per tots els sidrals que he muntat? Això, amb droga, no em passa».

«M'abandonarà la creativitat a la feina? Això, amb droga, no em passa».

Tot, absolutament tot, durant un temps està dirigit a la droga.

«La droga és una crossa per a l'addicte. Te la treuen i et deixen terroritzat. Quan ens treuen la droga ens ho treuen tot», diu Dolors Matas, i defineix molt bé aquesta situació. És com si t'arrenquessin arran el que més estimes al món. Una cosa que va passar per sobre de la meva família, la meva parella i la meva feina. «La puta droga», en dic ara. Però com la vaig trobar a faltar... Somiava tant amb ella que, al principi, després del meu ingrés, quan me n'anava al llit, pensava: «Tant de bo somiant em fiqui alguna cosa, avui». Dormint em col·locava. Lògic que no em conegués. Escrivint aquest llibre m'ha vingut al cap. «La meva vida sense mi», així es podria resumir. Perquè els anys passaven, la vida passava, però jo era un present absent. I així funcionava el meu caparró el dia que vaig deixar de conèixer-me.

«La meva vida sense mi» és també el títol d'un article que recull el testimoni de Dolors Matas, un text que ella mateixa ens va repartir durant el meu ingrés a l'Instituto Hipócrates. «Vaig viure, però no em vaig assabentar de res. El meu passat no em serveix», va escriure. Rellegeixo la fotocòpia que encara conservo i que encara avui em segueix impactant.

* * *

La meva vida sense mi.
Testimoni d'una politoxicòmana rehabilitada
Als onze anys em vaig emborratxar per primera vegada. Era una adolescent de bona família i tenia tot el que desitjava. Vaig ser molt precoç i als dotze vaig començar a sortir amb amigues; sovint m'emborratxava amb cervesa. M'encantava sortir amb nois; si ells bevien, jo també. La majoria consumia porros, alcohol i amfetes, i jo també ho provava tot. La meva joventut va ser un pur remolí: sexe, alcohol, porros... i jo atrapada en el consum.

Em vaig trobar casada als vint-i-dos anys amb un consumidor, encara no sé com va anar. Al cap de vint-i-quatre mesos em vaig separar, no l'aguantava i ja no podia amagar el meu consum de porros i alcohol. Vaig començar a sortir cada nit, i cada nit amb homes diferents. Només m'importaven l'alcohol, els porros i el sexe, fins que va aparèixer en la meva vida el pare del meu fill, un gran consumidor de coca.

Era la parella de la meva amiga més íntima. L'hi vaig robar i llavors la coca va irrompre en la meva vida. Ens tancàvem a casa consumint sense parar i barallant-nos constantment.

Un fill ens mantindria allunyats del consum i vam decidir tenir-lo. Sentiment de culpa i interrupció del consum durant l'embaràs, fins que va arribar el dia i vaig donar a llum jo sola. El meu fill va néixer amb els parietals trencats i en molt mal estat físic. Li vaig donar de mamar tres mesos i ja no vaig aguantar més, de seguida vaig tornar a consumir grans quantitats de coca. Abandonava el meu fill per prendre'n i vaig acabar separant-me. Deixava el nen amb cangurs i me n'anava a consumir. Prenia de tot: alcohol, ketamina, coca base, èxtasi, porros..., sexe a sac i promiscuïtat. Vaig acabar vivint amb dos traficants. La coca, les pistoles i una habitació eren tot el meu univers. Sovint, el traficant portava el nen a la guarderia perquè jo no em podia ni llevar, i quan ho feia desapareixia quatre o cinc dies de casa... Al final, consumia grans quantitats de cocaïna diàries.

Aquesta va ser la meva vida sense mi. Vaig viure, però no em vaig adonar de res. El meu passat no em serveix. Vaig començar a viure quan vaig contactar amb el doctor Ángel Rubio i vaig iniciar el tractament. Em vaig recuperar fa molts anys, he superat una altra malaltia greu i encara tinc molta vida per davant.

* * *

I és que deixar les drogues és com canviar el disc dur d'un ordinador, però sense tocar xips, ni cables, ni tecles, ni res. Més ben dit, deixar les drogues és canviar tota la informació dolenta d'aquest disc dur que és el teu cervell sense formatar-lo.

«I a partir d'ara, què? Si la meva vida la dirigia la droga, hauré de dirigir-la jo, ara? Com ho podré fer si no em conec?».

Quan vaig ingressar al centre, vaig deixar a l'armari de casa infinitat de peces de roba sense estrenar, amb l'etiqueta posada. Quan vaig sortir, vaig haver de reaprendre a comprar. Potser us serà difícil entendre-ho si no ho heu viscut, però sí que podeu empatitzar amb mi: és molt trist no conèixer la persona que has vist créixer des de sempre.

I avui, em reconec? Al cap de nou anys segueixo coneixent-me i descobrint-me. Els meus pares, d'alguna manera, em pressionen professionalment, ja que, segons ells, tinc un futur brillant en aquest món. Però jo no em faig preguntes ni tinc respostes en aquest sentit. L'única seguretat que tinc és que la vida va de sentir-ho tot, el pitjor i el bo, i d'acceptar el que vingui. Com els meus pares quan vaig tornar al Sant Pau.

Dolors Matas, la meva terapeuta, va determinar l'horari que havia de fer: «Has de treballar quatre hores justes», va marcar. I jo arribava a les deu del matí i me n'anava a les dues de la tarda. Era una batalla contínua amb la meva mare. «Però tu vols ser cuiner? Tu què vols ser?», em preguntava diàriament. «Jo no ho sé, el que digui el grup», li responia.

I és que la meva mare estaria tot el dia treballant. Carme Ruscalleda treballa tots els dies que, en català, comencen per *di* (i en català, tots els dies de la setmana comencen per *di*!). I jo, en canvi, em deixo dos dies lliures al Moments —diumenge i dilluns—, perquè el cap em necessita descansar per tornar amb les piles carregades el dimarts. Necessito dedicar dos dies a la meva persona, a les meves coses, a les meves ximpleries... Tot i que, a mesura que em faig gran, veig que cada vegada m'assemblo més a ella..., excepte en l'ús d'alcohol als sofregits!

Carme Ruscalleda, la meva mare, és una gran defensora dels sofregits i dels plats elaborats amb licors i amb vins. Però, encara que l'alcohol s'evapori, m'estimo més no tastar-ne cap. Com els seus canelons de Sant Esteve, per exemple, tan típics en les festes nadalenques, que no menjo per aquest motiu. Encara avui, la meva mare lliura aquesta batalla amb mi.

El documental *Free Way (Camí lliure)* —de seguida us en parlaré—, recull un d'aquests «moments alcohol»: les proves del menú degustació Sant Pol Tòquio/Barcelona que vam servir a la meva mare, el meu pare i altres comensals de confiança. Entre els plats, un arròs de pescadors cuinat amb vi que no vaig tastar, però que per aroma, color i textura, em va semblar massa potent de sabor. «Em sembla que està fort, que és massa masculí», li vaig dir a la Carmen —de vegades el meu pare i jo anomenem la meva àvia d'aquesta manera.

La meva mare va tastar el plat i ho va confirmar. «Hauria de ser més suau, sí. No l'has tastat?», em va preguntar, molesta. «Jo no puc prendre aquest arròs perquè m'hi va la vida, però demà te'n preparo un altre sense alcohol i veuràs que no en necessita gens», li vaig prometre. Per bé que incrèdula, em va donar un vot de confiança. L'endemà va tornar i va tastar l'arròs caldós de gambes desalcoholitzat. Li va encantar. Des de llavors, la picada no porta alcohol, al Moments.

Dolors Matas explica una cosa per l'estil. Quan va arribar a casa després del seu propi tractament contra l'addicció, el seu pare li va oferir una copeta de vi per celebrar-ho. «Per una copeta no passa res», li va dir.

«A tu et sembla que per una copeta no passa res! Nosaltres hem comès aquest error», confessa la Carme Ruscalleda. «"Vinga, brindem, que per una copeta no passa res." I la resposta és rotunda: "No, jo no brindo". Recordo que en la primera trobada familiar que vam tenir a casa després de l'ingrés tots vam beure aigua. Però en acabar l'àpat, en Toni va dir: "Mira, aquí el que està malalt ets tu. Nosaltres hem de fer vida normal". I a partir de llavors, així es va fer. Tu pots fer vida normal i ell no vol ni la copa. A casa sempre beu amb got. Si sortim a menjar a fora, el mateix, i si ho fem amb gent que ens coneix i ja ho sap, sempre li posen un vas. Igualment, si ha de venir a casa a dinar o a sopar, he de saber-ho abans, perquè a mi m'agrada afegir una mica de Xerès o una mica de vi ranci als sofregits, m'agrada aquesta benedicció. Jo vinc d'una casa on es feia vi, on de petita es berenava pa amb vi i sucre, on els diumenges ens permetien beure un culet de cava i untar el vi ranci a les galetes. Jo he après a beure i defenso que el vi al Mediterrani és aliment, i hem d'aprendre realment a beure, amb tot el respecte. Perquè, si no, l'alcohol és una droga terrible que et pot conduir a la desesperació, la tristesa, la inseguretat... Si l'abraces és una trampa terrible.

»També és veritat que en Toni i jo hem descobert que som bevedors socials. Si tenim un sopar a Barcelona, ens agrada arreglar-nos, anar a prendre un còctel i, després, sopar i beure una copa o dues..., però no emborratxar-nos. Mira si trobo terribles les borratxeres, que vam estar a punt de no oferir maridatges amb el menú degustació del Sant Pau, perquè no tots els comensals controlen que el maridatge és una copeta que acompanya el plat, i n'hi ha que necessiten la copa plena a cada passada. Hem vist casos de gent molt afectada per l'alcohol en un sopar, la qual cosa no els hauria passat si haguessin demanat una ampolla. Probablement, si no haguéssim tancat el 2018, hauríem pres la decisió, perquè vèiem gent que s'ho passava malament, que al final de l'àpat havia de pujar al bany a vomitar... I això passa arreu, no ho amaguem. El sommelier serveix la mesura justa de líquid, però si el comensal en vol més, què ha de fer? Atendre el client. I molts no controlen. Llavors, el vi, que és plaer i aliment, passa a ser toxicitat. La meva mare, amb vuitanta-nou anys, pren la seva copeta de vi cada dia per esmorzar. És que prendre una copa de vi no és dolent! El que no és sa ni bo és beure't una ampolla o necessitar una altra ampolla de vi per sentir-te bé», exposa.

«A casa, el meu pare sempre ens ha inculcat una màxima: "Beu poc i bo". És molt important fer apologia del bon beure i del vi com a paisatge, com a cultura i com a gastronomia. En l'àmbit professional, sempre ho he tingut molt clar. Odio veure gent que no escup quan fa un tast, que es passa i acaba sense poder vocalitzar», afirma la sommelier Meritxell Falgueras. «A Espanya, si tens vida social, beus. Qualsevol persona que té una mica de vida social beu...

Quedes per prendre una cervesa, un còctel, un vi... Si quedes amb cinc persones, cinc copes que beus. El vi va bé per a la salut? No medicalitzem el vi! Una copa va bé per al cor? Bé. Amb moderació tot és bo? I tant. Però el metge no et recepta dues copes de vi negre. Bevem per sobre de les nostres possibilitats! A Espanya i a fora. Al món anglosaxó existeix l'anomenat *dry January*, un mes d'abstinència, el de gener. Una pràctica que segueixen moltes persones per compensar els excessos alcohòlics que han dut a terme durant el Nadal. Tot i això, des que va aparèixer el meu llibre *Qué beber cuando no bebes* fins avui, l'oferta de begudes sense alcohol, amb poc alcohol o amb una gran reducció de l'alcohol s'ha incrementat, i al mercat hi trobes de tot: refrescos, vins, cerveses, destil·lats... De totes maneres, encara em sembla molt fort que en la majoria dels bars només ofereixin dues alternatives: alcohol, d'una banda, i sucre i gas, de l'altra. Només et deixen no beure si estàs de ressaca, si ja has abusat. És el món al revés. En un restaurant, recentment, em van tornar a fer una broma antiquada que odio, que em molesta profundament. Després que l'aviséssim que en Raül no beuria perquè és alcohòlic, el cambrer va respondre, jocós: "Ah, com jo". Moltes vegades, en Raül i jo hem hagut d'explicar per què no bevíem, per exemple, quan jo estava embarassada. Justificar-te cada vegada que no vols beure alcohol no em sembla normal. No hem evolucionat. La gent hauria de dir: "No bec perquè agafaré el metro", "Perquè no podré treballar", "Perquè he de conduir...". I si algú diu "no bec", no li pregunteu per què. Jo ja no ho faig. Aquesta és una de les coses que m'ha ensenyat la malaltia d'en Raül Balam Ruscalleda», subratlla Meritxell Falgueras.

⋆ ⋆ ⋆

El primer any de tractament, el doctor Rubio em va receptar Antabus, «una medicació indicada per al tractament de la dependència a l'alcohol (de l'alcoholisme crònic), com a part dels programes integrats de deshabituació». Ho recull la pàgina web del Centro de Información Online de Medicamentos de la AEMPS (CIMA). Com que no tenia memòria, feia una marca per recordar si m'havia pres l'Antabus o no. Com? Reescrivia les inicials dels dies de la setmana al *blister* del medicament. «El pacient ha d'estar adequadament motivat, de manera que el tractament es faci amb [la seva] cooperació voluntària [...]. És important tenir un suport social i familiar que predisposi a la interrupció del consum d'alcohol», afegeix la mateixa font.

Tu et prens una pastilla cada dia i et frena l'impuls de beure alcohol. Si pel que sigui ho barreges, pots tenir una reacció.

> Els efectes de la reacció disulfiram-alcohol es presenten als deu minuts d'haver ingerit alcohol. Quantitats fins i tot petites d'alcohol donen lloc a aquesta reacció, i provoquen: envermelliment, palpitacions al cap i el coll, cefalea pulsativa (mal de cap), dificultat respiratòria, nàusees, vòmits abundants, sudoració, set, dolor toràcic (dolor al pit), palpitacions, dispnea, hiperventilació (sensació de fatiga), taquicàrdia (batecs ràpids del cor), hipotensió (tensió arterial baixa), síncope (pèrdua de consciència), notable inquietud, debilitat, vertigen, visió borrosa i confusió. En reaccions greus pot existir depressió respiratòria (fallada respiratòria), col·lapse cardiovascular, arrítmies, infart de miocardi, insuficiència cardíaca congestiva aguda (malalties del cor), pèrdua de consciència, convulsions i fins i tot la mort.
>
> Si vostè consumeix alcohol en les tres setmanes següents a deixar de prendre disulfiram pot arribar a experimentar la mateixa reacció.
>
> La intensitat de la reacció és diferent en cada persona,

però generalment és proporcional a la quantitat ingerida de disulfiram i d'alcohol.

La durada de la reacció va de dues a quatre hores, i pot ser més llarga en la majoria dels casos, o mentre hi hagi alcohol a la sang.[3]

Conservo una caixa d'Antabus amb algunes pastilles caducades a la farmaciola de casa. No la llençaré mai. Em recorda que soc addicte. Em recorda que estic malalt. És un dels petits trucs que tinc per recordar la meva condició d'addicte en positiu.

INCÍS

El 2003 vaig elaborar un plat que la meva mare va aplaudir.

El vaig dibuixar mentalment i el vaig plasmar en paper un dia que estava passadíssim, era un exemple que recurrentment feia servir en teràpia per afirmar que la droga m'impellia a deixar volar la imaginació, que m'aportava creativitat. Era un mecanisme per justificar-me. Les «x» que apareixen a la recepta simbolitzen el caos, el desordre mental, la impossibilitat de seguir les receptes que ideava en aquell moment.

Recordo haver plorat molt en les sessions de teràpia tot lamentant-me: «Qui seré sense drogues? No seré el cuiner que soc».

Vist amb el temps, la coca era d'allò que no hi ha. La recepta no pot ser més complexa, fins i tot diria que surrealista.

3. CIMA, <https://cima.aemps.es/cima/dochtml/p/12723/P_12723.html>.

Recepta: coca vegetal amb espardenyes

Ingredients

Patata agra
Carxofes
Porros
Espinacs
Germinats de microcrèixens
Poma
Espardenyes (anxoves)
Oli d'oliva
Mantega
Nata líquida
Sal
Pebre

La patata

- Talleu-la amb la part ondulada de la mandolina per fer reixeta.
- Poseu-la en una safata i deixeu-la coure vuit minuts al vapor màxim.
- Guardeu-la en un tàper intercalant capes de patata amb paper sulfuritzat.
- Per al servei, distribuïu les capes muntades l'una damunt de l'altra per aconseguir una base que recordi una coca.
- Amaniu-la amb un raig d'oli de carxofa i una mica de pebre.
- Enforneu-la a 190 °C durant sis minuts.
- Retireu-la del forn i reserveu-la fins al moment de muntar el plat.

La crema de carxofes i els bombons líquids

- En una olla ampla, sofregiu 200 grams de la part blanca del porro picat molt fi amb 30 mil·lilitres d'oli d'oliva i 30 grams de mantega. S'ha de coure sense daurar.
- Talleu 1 quilo de carxofes molt tendres, amb les fulles però sense tija, en una juliana molt fina.
- Incorporeu-les al sofregit de porro, a foc fort per no perdre el color verd de les carxofes, durant uns tres minuts. Salpebreu.
- Afegiu 3 litres d'aigua mineral bullent i deixeu-ho coure només 5 minuts. Afegiu-hi 50 grams d'espinacs saltats i deixeu-ho coure 5 minuts més.
- Tritureu-ho fent servir la mateixa olla. Afegiu-hi 30 grams de mantega crua i 50 mil·lilitres de nata líquida, afineu de sal i pebre.
- Passeu-ho per un colador molt fi i reserveu.
- Afineu la sal al punt, ja que l'elaboració final com a bombons líquids no ens permetrà rectificar a l'últim moment.
- Reompliu els motlles escollits i ultracongeleu.
- Abans de cada servei, punxeu amb un escuradents i banyeu-ho amb la gelatina vegetal.
- Deixeu-ho a temperatura ambient i poseu-ho a la salamandra quan la coca entri al forn per emplatar.

L'oli de carxofes i la gelatina vegetal

- Una carxofa sencera de 300 grams, sense treure'n res, ben neta i tallada a juliana molt fina.
- Sofregiu amb una mica d'oli en un pot adequat per poder treballar-la bé. Salpebreu i deixeu-la fins que estigui cuita sense que perdi el color.
- Incorporeu 300 mil·lilitres d'oli i deixeu-ho deu minuts a foc molt lent, però sense que perdi el «xup-xup».

- Tritureu-ho a la Thermomix® uns minuts, coleu pel xinès i després per un colador fi, premsant bé per recuperar tots els solatges.
- Reserveu en un biberó.
- Feu l'oli dues vegades per setmana, el dimarts i el divendres.

Les carxofes

- Netegeu bé les carxofes i deixeu-hi només els cors. Si les preparem abans, no els tragueu el cor.
- Guardeu-ho en aigua amb àcid ascòrbic i una branqueta de julivert (per 1 litre d'aigua, *x* d'àcid ascòrbic).
- En el moment de passar-ho, tragueu els cors peluts de les carxofes, talleu en làmines de mig centímetre i fregiu, no gaire, uns *x* minuts.
- Poseu-ho en paper absorbent i saleu una mica.

L'oli picant

- Tritureu uns quants bitxos amb el morter mexicà.
- Coleu la pols en un colador fi.
- Incorporeu oli (per 5 bitxos, *x* d'oli).

La poma

- Talleu uns quadrats no gaire grossos de poma Golden (uns 4 mil·límetres de gruix). Feu uns quadrats d'uns *x* centímetres per *x* centímetres.

Les espardenyes

- Han de ser anxoves de gran qualitat i molt fresques.
- Quan us arribin, netegeu-les bé amb aigua de mar i guardeu-les en racions, en paquets de 80 grams.

Els germinats

- Germinats de microcrèixens ben nets i molt frescos.
- Fulles d'espinacs també mini, senceres, petites, netes i ben fresques.
- Xips de carxofa. Talleu les carxofes amb el tallaembotits, molt fines i senceres. Fregiu-les a poc a poc en una paella *parisién* amb oli net.
- Saleu i reserveu en taula calenta.

Muntatge del plat

- Traieu la coca de patata ja cuita (que les puntes quedin una mica torrades).
- Afegiu-hi tres trossos de poma i poseu una gota d'oli picant en la poma del mig.
- Disposeu les carxofes, una o una i mitja per coca. Poseu-ho al forn dos minuts.
- Marqueu les anxoves a la planxa de crom amb molt poc oli i sal.
- Una vegada cuites, poseu-les en un plat i amaniu-ho amb una mica d'oli d'all i julivert.
- En un plat rectangular negre, disposeu la coca vegetal.
- Repartiu les anxoves per sobre vigilant que no en caigui cap al plat (si en cau alguna no passa res, però és millor que no) i amaniu-les amb l'oli.
- Afegiu-hi tres bombons líquids.
- Col·loqueu els germinats amb delicadesa i dues fulles mini d'espinacs.
- Coroneu amb dos xips de carxofa.

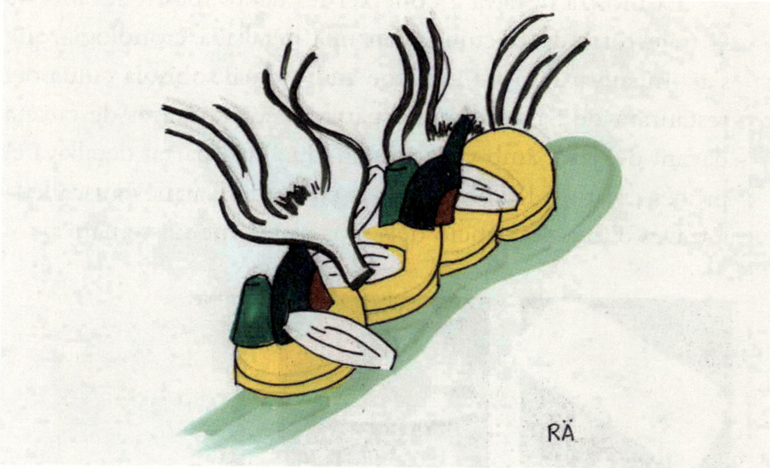

Coca vegetal amb espardenyes. Il·lustració de Raül Balam Ruscalleda.

* * *

El 2019, quan vam inaugurar l'exposició *Carme Ruscalleda: l'essència del gust* al Palau Robert de Barcelona —un centre d'exposicions molt cèntric i bonic de la ciutat— i vaig veure totes les fotos dels menús temàtics, em vaig adonar del que havia aconseguit sense prendre drogues.

Em veig perfectament, assegut en el meu despatx, pensant com fer la recepta que tant li va agradar a la meva mare, però només era un plat.

No prendre substàncies m'ha alliberat la ment i, amb el meu equip, he creat set o vuit menús temàtics amb dotze o tretze plats cadascun. Llavors em vaig adonar del que valia. Guardo totes les llibretes al meu despatx.

Del 26 de març al 29 de setembre de 2019, el Palau Robert de Barcelona va acollir l'exposició *Carme Ruscalleda: l'essència del gust*, organitzada per la Direcció General de Difusió de la Generalitat, comissariada per Anna Alberni i amb el patrocini de Gallina Blanca.

La mostra donava a conèixer les dades més rellevants de la trajectòria de la cuinera en una detallada cronologia que s'acompanyava d'un muntatge audiovisual sobre la cuina del restaurant de Sant Pol, un espai amb setze metres de façana davant del jardí amb vista al mar. Un altre apartat detallava el procés creatiu i l'evolució de la cuina de Carme Ruscalleda a través d'una descripció dels seus plats i menús temàtics.

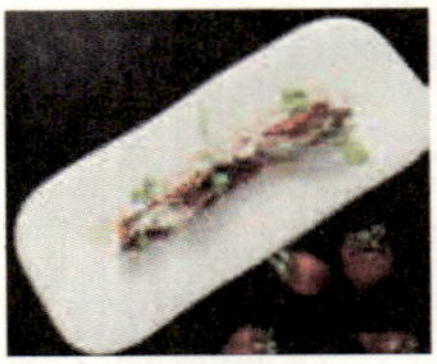

Barcelona
Pa amb maduixot, anxova i vi DO Alella

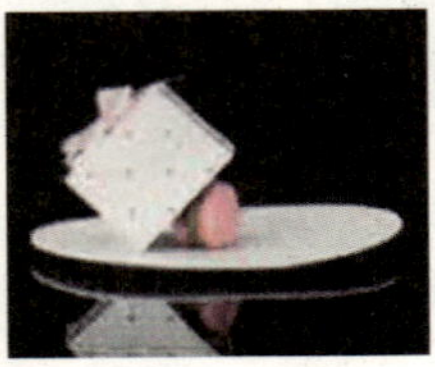

Paris
Foie, api i poma verda

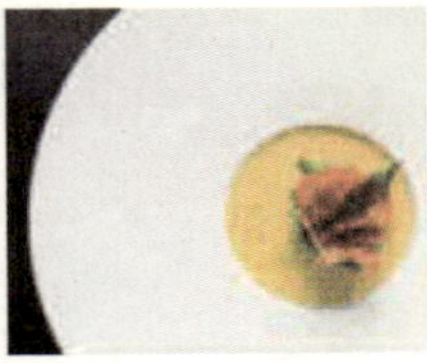

Milano
Petxina del pelegrí, pasta picant, safrà i pesto

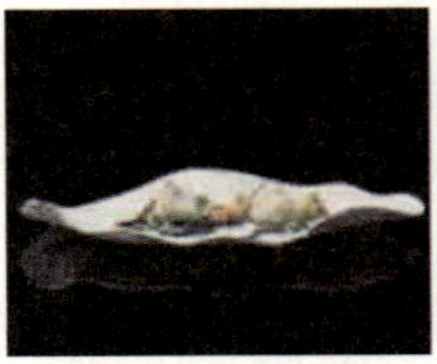

Bangkok
Salsa de curri *thai*, *clitòria*, rap i coco

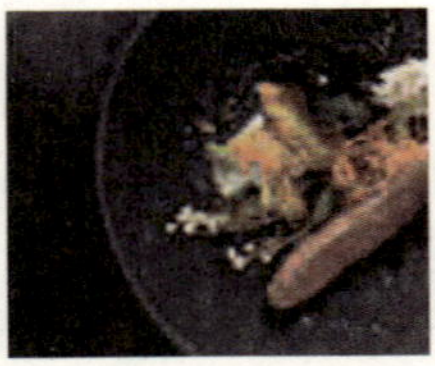

Shangai
Ànec, taronja, tapioca crocant, *enoki*

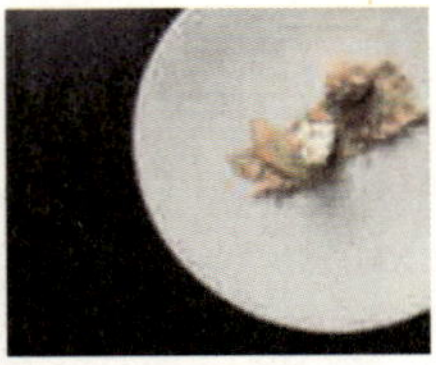

London
Stilton, pera, ametlles

Plats que integraven «The Trip», el primer menú temàtic amb guió que vaig idear per al restaurant Moments de Barcelona quan ja estava rehabilitat

La investigació i la creació formen part de la vida de Carme Ruscalleda i li han donat sentit, com també el fet de comptar amb el suport constant del seu marit, Toni Balam, dels seus fills, Raül i Mercè, i de la resta d'una família molt vinculada a Sant Pol i al Maresme. La seva manera d'entendre la vida i la passió per la cuina es concreten en aquestes paraules: «Es tracta de treballar en el que dona plaer i teixir complicitats amb el territori on visc, el Maresme, amb els proveïdors, amb els clients...».

Carme Ruscalleda: l'essència del gust s'afegia a les exposicions sobre Ferran Adrià (2012) i els germans Roca (2017) que l'equipament havia acollit amb anterioritat posant de manifest la creativitat, la vitalitat i el reconeixement internacional que ha assolit la gastronomia catalana.[4]

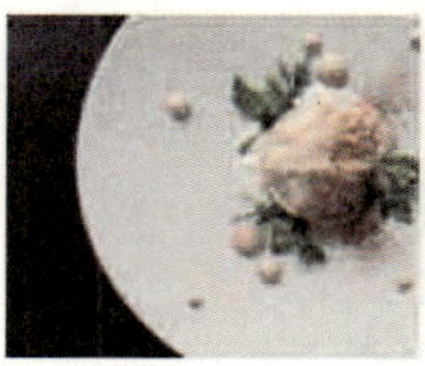

Bodrum
Rostit de xai, pa de pita, hummus i salsa de iogurt

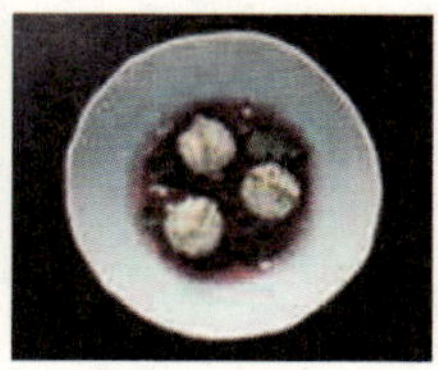

Tokyo
Orada, dashi, vegetals i *ponzu*

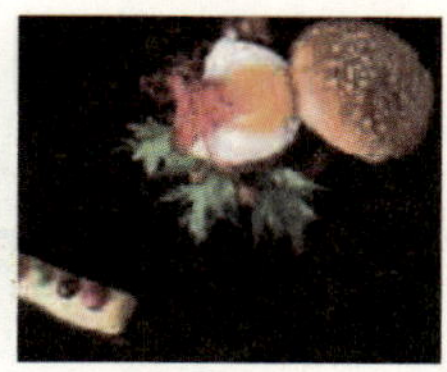

New York
Hamburguesa de bou i patata fregida

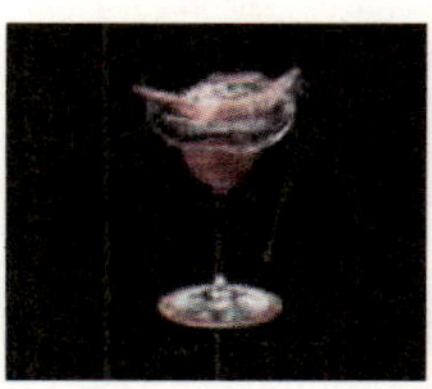

Las Vegas
Vodka, flor de saüc, vainilla i cirera

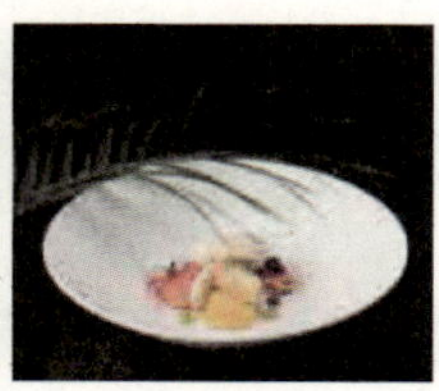

Miami
Pinya, mango, coco, guaiaba i tamarinde

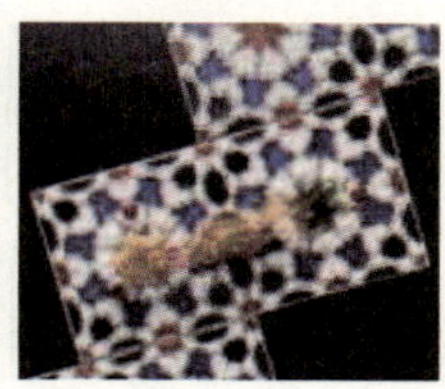

Marrakech
Festuc, xocolata i espècies

Plats que integraven «The Trip», el primer menú temàtic amb guió que vaig idear per al restaurant Moments de Barcelona quan ja estava rehabilitat.

4. Web del Palau Robert de Barcelona, <http://palaurobert.gencat.cat/es/detall/noticia/ExpoRuscalleda>.

PART III

LA VIDA

II

La vida (així) sí que és un carnaval

Todo aquel que piense que está solo y que está mal
tiene que saber que no es así,
que en la vida no hay nadie solo, siempre hay alguien.

Víctor Daniel, «La vida es un carnaval»,
de l'àlbum de Celia Cruz *Mi vida es cantar*, 1998

«En Raül es va reincorporar a les seves obligacions lentament, seguint el ritme que li van marcar al centre», explica la xef Carme Ruscalleda. «Al Sant Pau, tothom sabia el perquè i tothom va ser molt discret, encara que no vam demanar mai discreció a ningú. Ho vam comentar de la manera més natural del món, i es va produir així, la veritat és que n'estic agraïda.

»Al Moments, la seva reincorporació va seguir el mateix to, el mateix camí. En Raül és afortunat de treballar en una empresa que va entendre i consentir el seu problema, i que va tolerar una baixa tan llarga i una incorporació tan lenta. A més, després de l'ingrés i el tractament no es va produir cap canvi en les seves responsabilitats. Mentre ell no hi va ser, vam buscar una persona amb talent del nostre propi equip perquè el substituís, no podíem deixar el restaurant sense comandament, l'havíem de deixar ben armat, amb un bon cap al davant. I quan va tornar a agafar el ritme, no va canviar res en la seva manera de ser i treballar, ni en el seu lideratge ni en la seva manera de relacionar-se. En Raül és un líder nat. Cuida, malcria la gent que té al voltant; li exigeix, naturalment, perquè l'ofici de cuiner és un treball exigent, però és un líder estimat pels seus companys; ja ho era abans, probablement d'una manera més esbojarrada i probablement amb els alts i baixos que jo notava, i ho continua sent ara, segurament d'una manera més madura, és fantàstic. En Raül és capaç de fer sortir serveis sense soroll. Jo no he cridat mai al Sant Pau, però fèiem soroll: "Passa'm això", "Això no surt"... En canvi, en Raül no fa soroll, a la cuina. Creu-me que he volgut copiar aquesta manera d'actuar, però no ho he aconseguit», assegura.

Em vaig reincorporar a la meva feina al Moments el 2014, no recordo la data amb precisió. La meva entrada va ser tranquil·la; observava més que manava. Sé que em sentia molt fràgil i pensava que la meva capacitat creativa havia desaparegut i que sense les drogues em faltaria aquell punt imaginatiu. Vaig tenir sort de l'equip en general i del segon de cuina d'aquell moment en particular, que va començar a treballar al restaurant quan jo vaig ingressar al centre. En la meva absència, ell s'havia encarregat de tot, i quan vaig tornar ho va seguir fent, i això em va permetre recuperar el meu terreny molt a poc a poc.

La reinserció a la vida laboral ha de ser molt lenta. Caminar sense la crossa de la droga és difícil. Fins que tornes a assumir responsabilitats i reptes. El meu va ser «The Trip» («El viatge»).

Uns mesos abans, la meva mare havia creat a Sant Pol el

seu primer menú temàtic: «Paleta de colors gastronòmics i naturals», a partir d'un estudi sobre el color dels aliments, sense artificis ni colorants, fet a Cuina Estudi,[1] per presentar al congrés San Sebastián Gastronomika. És a dir, el protagonista era el color. Els plats eren verds, grocs, blaus, vermells..., el color natural dels aliments, ja que no es va fer servir cap producte químic per a la seva elaboració. La idea era servir-lo durant un mes i es va mantenir des del desembre del 2015 fins al març del 2016. Va ser un abans i un després en la marca Ruscalleda.

Suposo que la meva mare veia la por que em feia i la prudència que sentia per tornar a dirigir el Moments. Insisteixo en el fet que no m'era fàcil, que em sentia fora de lloc. Així, un dia em va comentar la reacció dels clients davant el nou menú temàtic del Sant Pau. Em parlava de l'emoció que sentien i de com un simple guió podia provocar-la sense deixar de banda la filosofia culinària de la família. «Un dia hauries de pensar un menú amb relat per al Moments», va afegir. I jo, que soc un noi que es fa la vida fàcil, li vaig respondre: «Mira, quan ho treguis del teu restaurant, ho posaré en el meu». Ella va contestar amb un «no, fill, no, això no va així. Tu has de crear el teu propi menú amb relat». I allà em va matar. Recordo una suor freda pel cos i una frase que em ressonava per dins: «Ara sí que veuran que no serveixes per a res».

I vaig continuar treballant, amb la malaltia que m'enviava pensaments negatius: «Amb drogues ja tindries un tema, una idea genial, i tot seria més fàcil». Sí, sempre que ens enfrontem al que no coneixem o a una dificultat, els addictes

1. Cuina Estudi és el laboratori d'idees a través del qual Carme Ruscalleda segueix treballant i des del qual expressa el seu compromís amb la societat i amb una cuina sana, divertida, creativa i transparent, sempre en sintonia amb el seu entorn, el paisatge, les escoles i els mitjans de comunicació. <https://ruscalleda.cat/>

tenim aquest pensament present. És com si tinguessis instal·lat un «nan» al cervell recordant-te com era de fàcil tot, abans. És una idea, res més, però si no reacciones de seguida, pot ser letal. Llavors, vaig trucar al «veterà» de torn i li vaig comentar la conversa amb la meva mare i quina mena pensaments m'arribaven. Ell va exercir el seu paper i em va ajudar a «parar el cap». «Avui, aquí i ara, penses seriosament que eres tan creatiu quan et drogaves? Explica'm una de les teves idees originals d'abans, a veure...».

Em vaig calmar, sí, però seguia preocupat. Ho vaig plantejar al vespre a la sessió de teràpia i vaig comentar com em sentia de minúscul, un frau. No recordo els consells exactes que em van donar, però devien ser una dutxa de realitat, que em van fer veure que era el moment d'emprendre coses noves... Probablement, un altre veterà va explicar l'experiència que havia viscut tornant a la feina, que no tenia res a veure amb la meva, però segur que compartíem la mateixa sensació, perquè al final tots estem tallats pel mateix patró; vides diferents, però molt semblants.

De sobte, però, es va dibuixar amb nitidesa. No sé com va passar, però es va formar la idea, va aparèixer. Vaig pensar: «Si tinc el restaurant en un hotel amb seus arreu del món, per què no organitzar un viatge per les ciutats on Mandarin Oriental està implantat?». A partir d'allà, tot va començar a brollar, es va obrir la capsa de les bones idees, i va ser un no parar. El fil conductor no podia ser més fàcil: catorze destinacions que, o bé la meva mare, Carme Ruscalleda, o bé Alberto Castiñeiras —el meu segon de cuina en aquell moment— o bé jo mateix, coneixíem. Entre les escales, Las Vegas.

Vaig pensar a incloure un còctel que es digués així, però abans vaig demanar permís al centre, perquè quan estàs en tractament tot és inseguretat. Sense droga et quedes en pilotes. A més, necessitava tenir la seva aprovació. I em van dir que sí, sempre que no el tastés.

Teníem claríssim que volíem dotar el plat de tota la fantasia, llum i color que defineix aquesta ciutat artificial, i ho vam aconseguir treballant en equip. Ho va idear l'equip de pastisseria amb Miguel Uribe, que en aquell moment era el *bartender* de Banker's Bar, la cocteleria de l'hotel. Jo vaig desenvolupar la posada en escena, la part visual: la copa margarida, el flamenc, la fitxa a la base... El resultat va ser un combinat de vodka, cirera, vainilla..., que el cambrer preparava a la sala i que es menjava amb cullera. I, per si algú ho demanava, vam pensar també en la versió sense alcohol, que servíem en got. Tothom que ho va tastar va coincidir a dir que estava francament bo.

Des de llavors, ho fem així. Jo dirigeixo la cuina i si un plat porta alcohol demano al meu segon, al meu cap de secció o al meu cap de pastisseria que em confirmin si el punt és òptim.

* * *

«The Trip», va ser el primer menú degustació temàtic o amb relat del restaurant Moments de Barcelona, inspirat en les propostes de la casa mare, el «triestrellat» Sant Pau de Sant Pol de Mar. Un punt d'inflexió en la proposta gastronòmica del restaurant i en la meva vida. Vaig créixer en maduresa, reflexió i creativitat. I va néixer el fet de començar a estimar-me sense ser-ne del tot conscient. Una travessia amb tots els ets i uts, *souvenirs* inclosos.

* * *

Els engranatges mentals treballen, amb i sense droga, i treballen molt millor sense. No oblidem que durant la meva addicció només aconseguia crear una recepta nova molt de tant en tant. Això sí, vaig haver de dedicar-hi el temps just i mesurat a la idea del menú, perquè estava obsessionat amb aconseguir-ho, i l'obsessió podia arribar a substituir una substància addictiva. Començar a fer una cosa nova és difícil, i em movia en territori hostil.

Recordo que vaig ser prudent per la por que em feia el que digués la gent. Però alguna cosa hi vaig arriscar. I el risc va ser bo. El menú va ser un cavall guanyador. Va durar vint-i-tres mesos en cartell. Va tenir tant d'èxit que l'hotel no el volia retirar, i aquest període va ser genial per analitzar la meva proposta i adonar-me del que era capaç de fer sense drogues.

Encara hi ha dies que em sorprenc evocant «The Trip», la manera en què el vaig crear o em va arribar a la ment, i tinc molts pensaments creuats, no sé on comença i on acaba la realitat o la invenció. El que sé segur és que la idea que cada plat tingués el nom d'una ciutat va agradar molt, com la transformació de la carta en un passaport que es donava al client tot just seure. Han arribat altres menús, però «The Trip» és l'embrió de tots ells, com «La paleta de colors» de la meva mare, l'origen de la meva nova etapa.

I mentre els comensals viatjaven a la sala, a la cuina ja es feien proves per a un altre guió que s'havia de dir «Inspirat en el setè art», que vam estrenar el març del 2017 i que vam mantenir fins a finals de setembre del mateix any. Van ser tretze plats basats en tretze pel·lícules que m'han acompanyat al llarg de la meva vida i en les quals el menjar està present.

«INSPIRAT EN EL SETÈ ART»

«Entenem la gastronomia com un compromís amb la natura i, alhora, amb l'expressió artística. Per aquest motiu pensem que la cuina gastronòmica ha d'estar en la llista de les arts del món», vaig escriure juntament amb la meva mare a la minuta.

Breakfast at Tiffany's (Blake Edwards, 1963) donava inici a una llarga sessió cinematogràfica. *Titanic* (James Cameron, 1997) tenia com a eix central el mar i els seus elements: alga wakame, salicòrnia, escopinyes, percebes i musclos reposant sobre un refrescant llit de llet de tigre, esferes de meló i xantillí de llima que esperava «l'enfonsament» del «transatlàntic» més famós de tots els temps, elaborat aquí amb pasta *brick* banyada en tinta de sípia. Excel·lent.

Como agua para chocolate (Alfonso Arau, 1992) era, inevitablement, una recepta de guatlles en pètals de roses que al Moments es va versionar amb un dau d'espinacs i coriandre amb guatlla en xocolata, guacamole, tomàquet de planter del Maresme i ceba de platillo infusionada en un suc de gerds. Era un delicat i addictiu homenatge a Mèxic i a un dels clàssics de la gran pantalla.

Les gambes es poden cuinar de mil maneres, com ho explicava Bubba Gump, secundari de luxe en *Forrest Gump* (Robert Zemeckis, 1994), però ningú el va sentir parlar del bombó de mango i tàrtar de gamba vermella del Mediterrani, ni de la gamba vermella del Mediterrani escaldada en sopa de brou *dashi* amb coriandre, coco i *lemon grass*. Van ser les dues úniques receptes que no apareixien a la pel·lícula. Sessió i ració doble per a ell i un producte de primera.

De *Pulp Fiction* (Quentin Tarantino, 1994) en vam treure el batut de cinc dòlars que Mia Wallace demana. Com a postres llamineres i generoses, se servien al comensal després que trobés en Nemo i abans que entrés amb el Charlie de la fàbrica de xocolata més famosa de tots els temps. Com a colofó dolç i final, s'oferia al comensal el Premi Gaudí, rèplica en cacau del guardó que l'Acadèmia del Cinema Català atorga anualment a les millors pel·lícules, artistes i tècnics del sector.

Tot plegat amb *Un paseo por las nubes* (Alfonso Arau, 1995) —llegiu un maridatge de vins— si el client ho demanava.

★ ★ ★

Una de les meves satisfaccions d'ençà que estic recuperat és que han vingut molts addictes a menjar al Moments. «Tenim la tranquil·litat que tu no ens donaràs res amb alcohol», em diuen. I no saps com m'agrada sentir-ho. Tinc les versions sense alcohol de tots els meus menús degustació; de fet, cada vegada porten menys alcohol, potser una salsa, una *demi-glace*, però poc més perquè no em surt. Ara només penso menús que em fan feliç a mi, encara que això no treu que, de vegades, quan vaig a saludar a les taules, em feliciten pel menú i afegeixen que els ha encantat el maridatge. Llavors soc conscient de com n'és d'important el sommelier a l'hora de realitzar l'acompanyament d'un festival gastronòmic. Puc entendre-ho, igual que puc entendre una persona a qui no li agrada l'alcohol i amb una copeta passa el menú. És del tot respectable.

Paral·lelament, cada vegada hi ha més opcions sense alcohol als restaurants gastronòmics o d'alta cuina. En aquest sentit, recordo la meva última visita a Ryugin, a Tòquio. M'agrada molt la cuina de Seiji Yamamoto, i com que tant ell com el seu equip saben que no prenc alcohol, em van oferir un maridatge —si es pot dir així— amb aigües diferents, recipients variats i temperatures diverses que em va permetre jugar amb el paladar. També recordo una de les meves múltiples visites a El Invernadero, de Rodrigo de la Calle —que m'encanta—, a Madrid, on em van proposar un maridatge amb sucs naturals que tenia molt d'èxit. A la tercera copa —em servien les begudes en copes—, els vaig demanar que em portessin aigua. Ells volien substituir visualment l'alcohol i jo no em vaig sentir còmode. Ei, era una gran opció, però a mi se'm posava malament. En canvi, un amic abstemi que el va visitar dies després va sortir encantat amb la proposta líquida.

M'agrada pensar que, des de fa uns anys, s'ha produït

un canvi de perspectiva pel que fa a la manera de beure en els establiments de restauració i hoteleria. Diria que es beu menys i millor, que els maridatges són més curts i que els cuiners i els restauradors ens hem tornat més cauts i més professionals en aquest aspecte.

* * *

L'últim carnestoltes que he viscut sense drogues abans del tancament d'aquest llibre es va escaure en un 14 de febrer, Sant Valentí, Dia dels Enamorats. El tema que vam escollir va ser l'amor, i jo em vaig disfressar de Reina de Cors. Ho vaig celebrar amb la meva família fent quatre fotos, quatre *stories* a Instagram, un «ha, ha, ha», un «hi, hi, hi», i prou. Meravellós!

Recordo perfectament la primera vegada que vaig demanar permís per disfressar-me després del tractament i em van dir que sí. «Ostres, sortir és això», vaig pensar. Recordo també que, en un dels meus primers carnestoltes sense consumir, em vaig vestir de Salomé i vaig assajar el «Vivo cantando» per cantar-lo en públic... en un rigorós *playback*! Quan em va arribar el torn, el meu pare em va dir: «Endavant, Raül». I jo, que mai m'havia sentit tan observat, em vaig paralitzar, em faltava l'aire, els serrells es movien com els de la cantant... però era perquè el cos em tremolava! I mentre interpretava la cançó, el meu cap era un desori de mals pensaments. Em sentia estúpid, criticat... El cap em deia que tothom estava parlant del Raül que havia fet un tractament «per deixar de ser un drogata». És la mena de jugades que et fa la malaltia.

Quan l'actuació va acabar i vaig aixecar els braços al cel, la gent del poble que m'observava es va arrencar amb uns aplaudiments efusius. «Guapa! Una altra!», corejaven. I jo em vaig sentir triomfant. Però no pels aplaudiments i els crits, sinó per l'excepcionalitat del moment: era la primera vegada que feia una cosa com aquella sense estar drogat o begut. I vaig sentir LA VIDA en el meu cos. Totes les articulacions nervioses estaven connectades i em xutaven una droga natural anomenada vida.

Viu i esgotat. Així em vaig sentir també per l'esforç mental que acabava de fer. Imagino que devia ser com Patrick Swayze quan abandonava el cos de Whoopi Goldberg a la pel·lícula *Ghost* (Jerry Zucker, 1990). I em va venir a la ment el que ens deia «el meu Patrick», company terapeuta de la Dolors a la clínica de desintoxicació: «Senyors, si volen sensacions fortes, deixin les drogues i visquin».

Avui, surto de festa i ballo sense vergonya, perquè soc així, soc divertit. I bec un *ginger ale*, un refresc de taronja o aigua. Però fins que no arribes a aquest punt, t'ho passes malament. Recordo que un dia vaig demanar que sortíssim a un bar musical amb altres addictes del centre. Gairebé no vam ballar, perquè ens pensàvem que tothom ens mirava quan no era així. Avui surto i no m'adono de res del que m'envolta. I quan arriba aquest moment en què sento que no formo part de la pel·lícula, encara que la companyia sigui molt grata, me'n vaig, perquè em dona la gana.

12

Murilo i jo, l'estranya parella

Gracias a la vida, que me ha dado tanto.
Me ha dado el sonido y el abecedario.
Con él, las palabras que pienso y declaro,
madre, amigo, hermano y luz alumbrando
la ruta del alma del que estoy amando.

VIOLETA PARRA, «Gracias a la vida»,
de l'àlbum de Violeta Parra
Las últimas composiciones, 1966

A Murilo Rodrigues Alves el devia conèixer el 2014 o 2015 al Sant Pau, quan em vaig reincorporar després del tractament. «M'interessaria anar a treballar amb tu al Moments», em va dir. Ell vivia, i viu, a Barcelona, des d'on anava i venia després de cada servei. En una d'aquelles ocasions es va adormir al volant i es va espantar, per això m'ho va proposar. La fortuna va voler que en aquell moment tinguéssim una vacant en l'equip del Mandarin Oriental. I el vam agafar com a cuiner.

Al cap del temps, el meu segon es va traslladar a l'equip del restaurant Blanc, al mateix hotel, i quan li vaig preguntar en qui havia pensat com a substitut seu em va dir: «Agafa en Murilo». La veritat és que a mi em va estranyar, perquè en aquell temps el seu nom es cridava molt, a la cuina, i vaig pensar que em proposava el pitjor de la casa... Però va ser la millor tria del món. Perquè en Murilo és pacient, afectuós, ordenat i bona persona.

Recordo que, al cap d'un mes del seu nou càrrec, em va preguntar si estava content amb ell i em vaig sincerar. Li vaig dir que, en un principi, pensava que seria un desastre per al restaurant i que després d'aquelles quatre setmanes no podia estar més agraït per com havia canviat tot.

I és que la meva incorporació va ser molt lenta, em costava molt manar, fer les coses en general. El primer servei nocturn sense la crossa de la droga el vaig passar fatal. Va ser molt estrany. Havia fet milers de serveis de nit en la meva vida, però aquell era diferent. Estava tan nerviós que vaig trucar als meus companys de tractament abans del servei per tranquil·litzar-me. No em podia imaginar el que passaria.

A les 20.30 hores ja estava formant a la taula de passar els plats i, de sobte, una veu em va cridar. Vaig aixecar el cap i, a l'altre extrem de la taula, hi havia tot l'*staff* aguantant un full que deia: «BENVINGUT, CAP». I es van posar a aplaudir tots alhora. Jo em vaig quedar mut. I crec recordar que vaig esbossar un somriure tímid mentre em brollaven llàgrimes dels ulls. Em va impactar de tal manera, que vaig haver de sortir un moment per trucar als meus companys addictes i explicar-los el que havia passat, perquè em va causar una gran felicitat, però també molta vergonya.

El servei va anar bé, correcte, tot i que recordo que les comandes se m'esborraven de la vista, com si fossin visions, a causa dels nervis. Però vaig estar tan concentrat que la droga no se'm va fer present. També recordo que vaig anar a saludar les taules al final, i que hi vaig veure totes les copes de vins i escumosos, buides, que s'hi amuntegaven. Avui, ni m'hi fixo, ni les veig; no d'aquella manera.

En acabar, vaig anar a canviar-me per tornar a casa i em vaig sentir com degué sentir-se la Ventafocs la nit del ball, perquè era la primera vegada des de l'ingrés que arribaria a casa a les dotze ja tocades. Però la droga és l'amant més pacient que existeix, ella sempre espera perquè sap el poder que té i que et té agafat, i ella, n'estic convençut, agafada per tu.

Va ser sortir de l'hotel, tocar el carrer i venir-me com un tret al cap la paraula recompensa. «*Vos te merecés un premio,* Raül», em va dir una veu al cervell. Amb accent argentí, sí. Ves a saber per què. «Desinhibeix-te, has tingut un gran servei», va continuar. I una suor freda em va recórrer tota l'esquena. La malaltia em reptava a un pols allà mateix, al carrer. I en moments com aquest no pots dubtar ni un segon, has d'agafar el telèfon i trucar a algú que pugui ajudarte. Com que era tan tard i els veterans dormien, vaig trucar a la infermeria del centre. El van agafar immediatament (és magnífic tenir un telèfon d'emergència les vint-i-quatre hores del dia). «Tinc moltes ganes de consumir», vaig deixar anar a manera de salutació. I vaig explicar tot el que havia passat des de la meva última trucada fins llavors. Les trucades no són per delectar-te ni per parlar de droga, són perquè et posin al teu lloc, perquè et diguin el que suposa per a tu consumir i donar la volta a la teva «necessitat». I, encara que sembli mentida, en acabar la trucada no hi havia ni rastre de suor ni tremolors.

El trajecte a casa meva va anar bé, vaig dormir a gust. I sí, vaig somiar amb droga. M'encantaria explicar que l'endemà em vaig despertar fantàstic, però no va ser així. Em vaig despertar amb una «ressaca seca», però ho vaig fer a la meva hora i satisfet. Vaig començar un nou dia i em vaig calçar les vambes per anar al gimnàs amb Kevin Gómez, el meu entrenador particular. Per als addictes, la rutina és sagrada i, encara que el dia abans havia estat diferent i n'estava satisfet, havia de seguir amb el pla establert. Hauria estat un error llevar-me tard com a premi al meu bon primer servei de nit.

Ho recordaré sempre, l'equip em va ajudar a reintegrar-me després de tot el procés d'una manera impagable... En Murilo era dur amb qui calia i ajudava a qui ho necessitava. Si l'ambient ja era bo, ell el va millorar. I, encara que no és el meu tipus, va ser llavors quan me'n vaig enamorar, d'ell i de la seva persona, perquè no té maldat. Fixa't si és bon jan que es va passar la pandèmia fent préstecs de diners, acollint compatriotes que les passaven magres a casa seva, alimentant-los...

Avui crec que qui se'n va anar volia rebaixar el nivell de qualitat del Moments per enaltir la seva pròpia feina. I va ser ell, sense adonar-se'n, l'encarregat de tornar-me el meu espai i fer-me sentir que tornava a estar al davant. I com vam créixer! No en qualitat ni en manera de treballar, sinó en ordre, en *food cost*, en bon ambient... La incorporació d'en Murilo va comportar un canvi increïble a la cuina i en el personal. I va fer evident que a la feina del seu antecessor era més el soroll que les nous.

Amb en Murilo vam anar creixent i treballant intensament i de manera exclusiva en el Moments fins que, el 2019, vaig decidir acceptar una antiga oferta de la direcció de l'hotel Sant Jordi de Calella, l'únic de cinc estrelles de la zona i un dels més antics de la ciutat, que tres anys abans s'havia posat en contacte amb mi per oferir-me fer assessorament gastronòmic al seu establiment. El projecte m'agradava, però no em veia preparat per liderar-lo sol. Llavors l'hi vaig explicar a ell i li vaig dir que necessitava un company, i que, si estava disposat a ajudar-me, ho agafaria, amb les mateixes condicions econòmiques per a tots dos. Em va dir que sí i llavors és quan va néixer l'estranya parella.

Considero Murilo Rodrigues Alves com un germà, sé que mai em fallarà, igual que jo no li fallaré mai a ell, encara que els nostres camins se separin. L'un al costat de l'altre, ens vam fer càrrec del bufet d'aquest hotel boutique regentat per la tercera generació de la família Corrales, així com del restaurant El Drac de Calella, per al qual vam dissenyar una carta informal en què l'estació de l'any i el producte de proximitat són protagonistes; aprofitem que estem en una comarca barcelonina amb un rebost privilegiat, caram! Entre els plats hi ha records als meus orígens com a cuiner, clàssics recuperats i picades d'ull a la meva mare. I com que no bec alcohol, vaig deixar a les mans de Meritxell Falgueras la selecció de la part líquida.

«En Raül no vol participar en res que tingui a veure amb l'alcohol, a banda de les cartes dels restaurants en què està implicat, és clar. I m'agrada que delegui en mi aquesta part de la seva feina que ell no vol que estigui en el seu mapa de preocupacions. Per a mi, una carta de vins ha de representar molt bé el *look and feel* del local i, en aquest cas, era molt important que s'oferissin copes sense alcohol i que s'hi fes present el llenguatge de les xarxes socials», explica Falgueras.

Que la família Corrales em proposés aquest projecte em va suposar fer-me gran, madurar, buscar-me la vida fora de la família, volar..., encara que fos als quaranta-dos anys. Sempre m'ho van posar molt fàcil i és molt còmode per a mi dirigir-ho, ja que visc a només dos quilòmetres i mig de l'establiment.

«El Drac de Calella és un punt d'inflexió en la carrera d'en Raül, sens dubte. Té una certa similitud amb el moment en què va necessitar treballar fora de casa perquè l'experiència li confirmés que realment la professió li agradava. I, en aquesta proposta en concret, veure que ell és capaç de liderar una restauració al marge del que fa in situ, en viu i en directe, amb el seu company del Moments, Murilo Rodrigues Alves, al marge del paraigua familiar. I a ell, això també l'empodera. És un creixement personal d'en Raül que a mi m'encanta i que evidencia el talent que té, que jo sempre li he dit que té; i que ell, quan l'hi deia, ni m'escoltava ni em sentia. A més, m'encanta que emprengués aquest projecte amb en Murilo, una persona noble, professional i personalment admirable. Quan es donen aquestes qualitats juntes i, a més, hi ha amistat, complicitat i fidelitat, no es pot demanar cap altra cosa», manifesta Carme Ruscalleda.

Encara que tingui aquest projecte —i d'altres— presents, el Moments és «la nineta dels meus ulls». He viscut moltes coses, allà. I les últimes m'han omplert molt. No em veig deixant el restaurant, encara que mentiria si digués que, durant la pandèmia, no em va venir al cap la possibilitat de tancar-lo. La idea em crea ansietat? No. Si alguna cosa sé és que tot té un inici i un final. Això sí, em faria molta pena, un comiat m'entristiria, però tal com estan les coses en el sector de l'hoteleria i la restauració tot és possible i, si fos així, hauria d'acceptar-ho.

I com que tot és possible, el juliol del 2021 la meva estranya parella i jo vam obrir novament les portes del Sant Pau. Aviso: el restaurant no és el mateix. Hem tornat a casa, als orígens, però d'una manera més relaxada, mantenint, això sí, el segell, l'essència de la marca Ruscalleda: el respecte profund pel producte i l'estacionalitat.

Del nostre segon projecte compartit i el més personal per a tots dos, en diem Cuina Sant Pau, una declaració d'intencions en tota regla, ja que la cuina és l'únic espai que hem mantingut del negoci d'abans i que ara és el cor del nou.

Un homenatge a la família i a les nostres dues terres, la catalana i la brasilera, que continua a la sala, decorada amb fotos, quadres i cartes que reflecteixen el pes d'una trajectòria professional impecable en el món de la restauració.

Estem nerviosos, com nens amb sabates noves, perquè desitgem que així s'entengui i que agradi. Creuem els dits.

⋆ ⋆ ⋆

El 2019, agafant el relleu del menú «Sant Pol / Tòquio / Barcelona» —representació de la filosofia culinària i del camí gastronòmic recorregut per la família Balam Ruscalleda des del 1989—, he fet un homenatge al meu nen interior i als contes tradicionals amb un menú degustació que apostava per la imaginació i la innocència amb un protagonisme compartit entre cuina i sala.

«ONCE UPON A TIME»

Novament, tretze plats amb un fil conductor: tretze històries inspirades en relats universals recollits pels contes populars, d'autors tan coneguts com els germans Grimm, Hans Christian Andersen o Antoine de Saint-Exupéry, i aproximacions més modernes a l'univers infantil, com el personatge de Shrek, protagonista de diverses pel·lícules d'animació.

Un menú que semblava dirigit als més petits, però que va agradar també als grans —especialment si anaven acompanyats dels seus «marrecs»—, que buscava la complicitat del comensal per trobar en les propostes servides el missatge que qualsevol conte porta implícit.

El servei s'iniciava amb *La Caputxeta Vermella*, un aperitiu amb un marcat gust de bosc i càlids contrastos servit en un cistell per un cambrer o per mi mateix. I continuava amb relats com *Hänsel i Gretel*, interpretats al Moments per dues gambes que seguien un camí de molles de pa i xocolata, com la casa de la bruixa amb què es trobaven els germans protagonistes del conte.

Així, d'un en un, es van anar teixint plats i relats, invitant el client a recordar detalls de la seva infància que potser, al seu moment, li van passar desapercebuts. Vaig fer la versió d'*El soldadet de plom* elaborant un suquet de rap amb un cub de rap fregit arrebossat en anet, coriandre, mel i nata agra. Per què rap? Perquè aquest era el peix que es menjava el soldadet en la seva barca de paper.

Touché.

En aquesta relectura dels «contes d'avui i sempre» no podien faltar els clàssics més locals, *El patufet*, per exemple, un conte popular català per excel·lència que es presentava a taula engrandint els seus dos coprotagonistes imprescindibles: el bou i la col.

I, novament, un altre gest de complicitat als nostàlgics del Sant Pau, el restaurant que la meva mare va liderar a Sant Pol de Mar, amb la transformació d'un plat icònic, *foie, dashi* i *umeboshi*, en *L'aneguet lleig*, la història d'un ànec infeliç i acomplexat que, quan creix, es converteix en un cigne preciós, simplement perquè sempre ho havia estat sense saber-ho.

13

«Free Way» («Camí lliure») més que un documental

I've loved, I've laughed and cried.
I've had my fill, my share of losing.
And now, as tears subside,
I find it all so amusing,
to think I did all that.
And may I say, not in a shy way,
«oh, no, oh, no, not me, I did it my way».
For what is a man, what has he got?
If not himself, then he has naught.
To say the things he truly feels,
and not the words of one who kneels.
The record shows I took the blows,
and did it my way.[1]

Claude François, Jacques Revaux i Paul Anka,
«My Way», de l'àlbum de Frank Sinatra *My Way*, 1969

1. «He estimat, he rigut i he plorat. / En vaig estar fart, vaig tenir la meva part de fracàs. / I ara que les llàgrimes cedeixen, / em sembla tot tan divertit, / pensar que vaig fer tot això. / I permeteu-me que ho digui a la meva manera, sense timidesa: "Oh, no, oh, no, no jo, jo ho vaig fer a la meva manera". // Perquè, ¿què és un home?, ¿el que té? / Si no és a ell mateix, aleshores no té res. / Dir les coses que realment sent / i no les paraules d'algú que s'agenolla. / La meva història demostra que vaig encaixar els cops, / i ho vaig fer a la meva manera».

Camí lliure és una pel·lícula que se submergeix en la ment, el cor i la creativitat del xef Raül Balam. Assolir l'excel·lència en el món culinari, tan competitiu, és una tasca que requereix treballar molt i seriosament, la qual cosa no és un problema per a ell, perquè la seva mare, Carme Ruscalleda, sempre li ha servit d'exemple en aquest sentit. Durant uns quants anys, en Raül va viure immers en el món de la drogoaddicció, la qual cosa li impedia ser una persona racional que gaudia de la vida. També li va impedir créixer més professionalment. De totes maneres, va acabar posant-se dret i essent la persona que avui és, l'autèntic Raül. La seva família és un pilar fonamental per a ell i avui es planteja desafiaments cada vegada més difícils en els quals combina la passió per la cuina amb les seves extravagants activitats diàries, que publica a Instagram. Aquest documental mostra una part del seu recorregut des del tancament del Sant Pau, el restaurant de tres estrelles de la seva mare.[2]

⋆ ⋆ ⋆

Free Way (*Camí lliure*) es va estrenar oficialment el 24 de setembre de 2020 al Festival de Sant Sebastià, amb una presentació prèvia per part del director, Ángel Parra, i del productor, Pedro Peira (de Festimania Pictures), així com de la meva mare.

Al cap d'unes setmanes, es va projectar a l'altra punta del món, al Festival Devour del Canadà, i així va iniciar una gira que, malgrat la situació sanitària global, es va presentar esperançadora i contemplava gairebé tots els continents, els festivals més destacats i alguns canals de televisió interna-

2. Sinopsi publicada a la pàgina web de Donostia Zinemaldia, Festival Internacional de Cine de San Sebastián, 2020 <https://www.sansebastianfestival.com/2014/secciones_y_peliculas/7/680917/es>.

cionals. L'estiu del 2021, *Free Way* [3] arribava també als Estats Units. Concretament, el documental es va projectar al Festival Internacional de Cinema de Sonoma (SIFF, per les seves sigles en anglès) el dissabte 7 d'agost. I no en puc estar més orgullós. Perquè abans d'aquest documental n'hi va haver d'altres en què la malaltia estava present, però no vam poder manifestar-la públicament.

El Dia de la Mare del 2017, per exemple, es va estrenar la sèrie *Motherchef* a Movistar+, protagonitzada per les mares de quatre cuiners: Marisa Sánchez (Francis Paniego), Mari Paz Fernández (Paco Roncero), Olga Sánchez (Nacho Manzano) i la meva.

Quan era un addicte en procés de desintoxicació, vaig pensar que un dia explicaria la meva experiència: havia viscut un canvi tan gran que volia dir a tothom que valia la pena deixar les drogues. I quan vam gravar el nostre capítol, un any abans que s'emetés, vaig pensar: «M'agradaria parlar de les drogues igual que Roncero parla de l'esport, explicant que el va ajudar a aprimar-se». I els vaig parlar de tot, i ho van enregistrar tot, però quan l'empresa en què treballo ho va saber, va prohibir les meves declaracions, perquè, segons ells, tacaven la imatge de la cadena i del personal que hi treballava.

Em vaig empipar moltíssim, però no em va quedar altre remei que claudicar i trucar a la productora per demanar-los que no incloguessin aquestes seqüències en el muntatge final. Llavors em vaig dir: «Raül, aquí hi ha dos camins: o dius el que ets o fas veure que no ha passat res». I no em va donar la gana mentir. I els vaig enviar un correu electrònic explicant-los que ho acceptava i que ho entenia. Entenia la seva por, la por que un xef addicte taqués la imatge de l'hotel i de la marca, ja que per a la societat l'addicció és un

3. El documental està disponible en plataformes digitals com Netflix, Filmin i FlixOlé.

llast. Però els vaig demanar que ells també m'entenguessin a mi, que entenguessin que estava orgullós de ser qui era i que no podia viure com si no hagués passat res.

Després d'aquest episodi em vaig fer un tatuatge i en vaig publicar una fotografia a Instagram, cosa que potser també els va sorprendre... a ells, no als meus pares. «Endavant», em van animar. Va ser el primer de molts, o, més ben dit, l'inici d'un que creix cada any que passa.

⋆ ⋆ ⋆

«Caminante, no hay camino, se hace camino al andar».

Hi ha molta veritat condensada, en aquest vers. No hi ha una direcció determinada, a la vida. Les coses passen i te les vas trobant, no hi ha cap ruta marcada.

Però sí que és cert és que tu pots marcar la ruta del teu interior, la de la vida. No estic parlant de coses materials, sinó d'una cosa que és molt més valuosa, que és la vida i l'acceptació.

[...] Fa vuit anys que vaig començar un canvi, que els meus pares em van portar a un centre per tractar la meva addicció a les drogues, a totes, fins i tot a l'alcohol, que és una droga legal que moltes vegades la societat no contempla com a tal.

Però no m'enrotllo ni donaré lliçons de vida, amb mi mateix ja en tinc prou.

Vuit marques a la pell que any rere any van creixent, de pell no me'n falta i de ganes d'omplir-la de marques, tampoc.

Hi ha el dia que neixes i arribes a aquest món, i després hi ha el dia que de debò comences a viure perquè tornes a néixer.

Som pocs els que per una circumstància o una altra de la vida tenim aquesta sensació.

Avui només hi ha paraules per agrair als que m'acompanyen en el camí, als que em van acompanyar però ja no hi són, i als que encara han d'arribar.

Viure acceptant-se i amb tranquil·litat és el més gran que hi ha.

Gràcies, vida.

#vida #life #pose #yosolonopuedo

Per cert, gràcies @eseblacktattoo per fer-me aquesta marca meravellosa. Sé que estàs acostumada a fer meravelles amb la tinta. Però ja et vaig dir que amb el temps veuràs com va creixent i serà fantàstic. Això és com la Sagrada Família. No s'acaba mai.[4]

⋆ ⋆ ⋆

Al cap d'un temps, l'equip de *Free Way* va anar a Sant Pol a proposar-nos un documental que arrencava amb el tancament del restaurant familiar, una trama en què ja estava treballant la televisió autonòmica catalana i que es va titular *L'últim sopar.* Vam acceptar gravar-ho canviant l'enfocament i, parlant-ne, van saber que jo era un addicte i aleshores em van proposar que ho expliqués, i vaig acceptar l'oportunitat encantat, perquè si no explicàvem la meva addicció no s'entendrien unes determinades accions o decisions, com ara el fet de no tastar uns aliments en concret. I així va ser. I des del començament es va dir *Camí lliure*, perquè ho era.

En aquest cas, la cadena hotelera no hi va posar cap problema, encara que la seva decisió no va suposar ni un alliberament ni un triomf per a mi. Sí que va ser un començament per ajudar altres malalts d'addicció com jo, i el seu entorn, perquè sàpiguen que l'addicció no té cura, però que es pot viure una vida plena. Com ho explica aquest llibre, escrit per aportar el nostre gra de sorra des de la família Balam Ruscalleda.

4. *Post* publicat en el meu compte d'Instagram el 5 de març de 2021. El vers entre cometes inicial és del conegudíssim poema d'Antonio Machado.

El millor de la meva nova vida és la sensació d'arribar a casa, serè i satisfet. I encara millor és la de l'endemà, quan em llevo fresc, sense mal de cap, clar, content, recordant el que va passar el dia abans. I que tots els records siguin bons. I és que abans, si portava una mala ratlla de coca a sobre, era capaç de clavar una tabarra inintel·ligible al primer que trobava. Era habitual que, després d'una festa, em despertés amb llacunes i que em trobés amb gent que havia deixat de saludar-me. «El que em vas fer ahir no t'ho perdono», m'ha dit més d'un. Demano disculpes públicament i des d'aquí a tots i totes aquells a qui he ofès al llarg de la meva vida anterior.

El meu pare, Toni Balam, guarda la seva trompeta en un taller amb les parets plenes de fotos emmarcades com si fossin quadres. En algunes se'm veu a mi en els meus «millors moments». Les miro i penso: «Mare de Déu!». M'hi reconec, però no em conec. Em sembla que és una altra vida, que no va amb mi. Ara sé perfectament a qui he tirat els trastos o si he fet broma amb algú. Abans espremia la festa fins al final, ara me'n vaig a casa sobri i quan vull, i soc la persona més feliç del món. El premi és molt gros.

«Durant un temps, per tenir la teva pròpia veu, has d'anul·lar el teu entorn», em repetien al centre. Aquest «sigues tu mateix» que repetien diàriament em molestava molt. I, davant el dubte, jo no feia res. «No facis el més fàcil, que és no fer res. Alguna cosa has de fer», em repetia la terapeuta. Avui soc jo mateix i dir «no» a marques de begudes alcohòliques és una manera de prendre decisions i d'actuar.

Feia poc que havia tornat a treballar després del tractament quan una coneguda marca cervesera va contactar amb mi per oferir-me de participar en un anunci amb les sagues familiars com a fil conductor. M'oferien tres mil euros i vaig dubtar. I si ho acceptava? «Ho he de preguntar a teràpia», els vaig respondre. I així ho vaig fer. Quan li vaig comentar a la Dolors, ella em va preguntar: «Tu què creus? Tu què ets? D'aquí a uns anys, podràs fer el que vulguis. Ara per ara, no pots fer apologia de les drogues». I vaig rebutjar l'oferta. «Podem pujar a cinc mil». La seva resposta em va deixar glaçat, però em vaig mantenir ferm en la meva negativa. «Si vols podem pujar a vuit mil», van continuar insistint. L'última oferta va ser de quinze mil euros. «No és per diners», va ser la meva última resposta. «Us ho agraeixo molt, però no ho faré perquè soc addicte».

Cinc anys després, al gener del 2021, renunciava a participar en un anunci de suport a l'hoteleria que es va gravar a El Bulli impulsat per una altra empresa del sector de les begudes amb alcohol. Què hi feia, jo, en un cartell impulsat per una marca de cerveses? Res. Avui, gairebé sempre, em responc a aquests dubtes ràpidament i sense ajuda.

14

La música, l'esport i Instagram: la llibertat

Rise like a phoenix
out of the ashes, seeking rather than vengeance,
retribution. You were warned.
Once I'm transformed,
once I'm reborn,
You know,
I will rise like a phoenix.[1]

A. Zuckowski, C. Mason, J. Patulka i J. Maas,
«Rise Like a Phoenix», cançó guanyadora d'Eurovisió,
interpretada per Conchita Wurst, 2014

La meva relació amb l'hotel Sant Jordi no es va iniciar des del món gastronòmic, com es podria suposar, sinó des del món de l'esport i més aviat per accident. El meu entrenador particular va ser el nostre intermediari.

Quan estàs ingressat, comences a fer esport habitualment per crear endorfines, per ordenar la ment, per tenir un horari, una rutina, una vida sana, en definitiva. Hi ha persones

1. «Alça't com un fènix / de les cendres, buscant, en lloc de venjança, / retribució. Ja t'han advertit. / Quan ja estigui transformat, / havent tornat a néixer, / saps, / m'alçaré com un fènix».

que s'hi habituen, d'altres, no. Jo soc dels primers. En aquell temps, la meva parella em va apuntar a un gimnàs de Canet de Mar que no em va agradar gens i vaig demanar a veure si era possible fer un canvi. La meva terapeuta em va advertir: «Només se'n permet un, de canvi». Per sort, ho vaig endevinar. Vaig escollir el Centre Mèdic Creu Groga, a Calella, una població on ella mateixa va anar a viure i on també feia esport. En Kevin va ser qui em va obrir la fitxa. Divina providència.

A mi em costa molt entrar a la gent, relacionar-me, soc com la guineu d'*El petit príncep*, necessito que em domestiquin, necessito crear llaços. I vaig començar a assistir regularment al gimnàs a les vuit del matí; massa tard per a mi quan vaig haver de compaginar-ho amb el servei a Barcelona. Així que vaig demanar a en Kevin si em podia entrenar, de manera particular, una hora abans. Em va dir que sí. I, a banda d'ensenyar-me la tècnica de córrer, ens vam fer amics.

Avui, entreno dos dies a la setmana..., encara que no en tingui ganes. M'hi obligo perquè em sento molt millor, tota la «mala llet» que pugui arrossegar se me'n va. L'esport m'activa, així que val més que no en practiqui de nit. De fet, m'agrada veure sortir el sol mentre corro a l'aire lliure, i ho combino amb sessions d'exercicis en interior per reforçar braços i cames. El temps invertit a fer quilòmetres tant me fa, no corro per superar-me. Això sí, no m'agrada participar en curses populars, perquè soc molt competitiu i si m'avancen ho passo malament i no gaudeixo de córrer. Si corro sol, o amb en Kevin, ordeno les idees, em relaxo. I mentre corro, parlo poc, però més que ell.

Corro i escolto música. El súmmum, el *Rèquiem* de Mozart. Quan porto recorreguts dos quilòmetres i mig, engego i em sento Déu. I no, no és comparable a quan em drogava, ÉS MÉS. Sento que levito, que ni toco el terra. A partir d'aquest moment, cada pas que faig és bo, té un ritme, un tempo, ideal per córrer. Escoltar aquesta peça mentre corro em tranquil·litza, em calma, i acabo cansat però satisfet. És com el tast perfecte, el que et connecta amb tots els sentits, que t'emociona, que et fa riure i plorar, que et porta de viatge a un lloc de la memòria inoblidable. Quan em mori, vull que soni. Queda escrit.

La música —concretament, l'òpera— m'allibera. I m'emociona. M'emociona la potència vocal dels tenors i les sopranos, i la força que tenen un grup de veus cantant a cor. Als setze anys, els meus pares em van portar a Girona a veure *Madama Butterfly*, i em van fer vestir amb una americana i una corbata. «Cal arreglar-se per retre homenatge als qui interpreten una òpera per als espectadors», em va dir la mare. «Quin rotllo i quina putada», vaig pensar jo. I als cinc minuts que comencés ja estava embadalit.

Recordo que al nostre davant hi seia un senyor molt gran, vestit amb esmòquing. I que quan Butterfly s'acomiada de la seva donzella Suzuki perquè pensa matar-se, vaig riure perquè el senyor plorava. I així mateix vaig acabar jo. I sempre volia tornar a l'òpera. I mai hi anava perquè preferia drogar-me. Si no m'hagués drogat, no hauria parat d'anar-hi, i quan se'n va anar la droga, l'òpera va tornar. En gran.

La nova vida m'ha portat a programar viatges pel món per gaudir d'aquest gènere musical. De fet, el meu menú degustació «Òpera» va sorgir de l'amor que hi professo. No soc un entès, només sé que m'encanta i que algunes obres em remouen per dins. La mostra, el menú degustació amb relat que vaig estrenar l'estiu del 2018.

«ÒPERA»

Després de «The Trip» («El viatge») pel món (2016), la inspiració en el setè art (2017) i la reivindicació dels ecosistemes (2018) —un menú que volia contribuir a protegir-los, gaudir-los i conservar-los—, vaig crear per a les taules del restaurant Moments la meva visió personal de la més gran de les arts escèniques amb dotze peces que permetien al comensal jugar a endevinar què s'amagava al darrere de cadascuna.

S'iniciava amb «Liceu», oliaigo, brandada de bacallà, carquinyolis i all negre, representació de les cortines vellutades amb serrells daurats del Gran Teatre i de la ubicació de l'històric equipament de la capital catalana que, alhora, era fer l'ullet a les bacallaneries del Mercat de la Boqueria de Barcelona.

Un plat rodó, com «Els tres tenors» —Luciano Pavarotti, Plácido Domingo i Josep Carreras—, i les seves ciutats natals respectives —Mòdena, Madrid i Barcelona—, representades per una *tigella*, fusió d'un *bau* asiàtic i una *focaccia* italiana, típica de l'*street food* modenès, amb farcit de calamars i de botifarra catalana. Inoblidable, com les actuacions a tres dels cantants.

«Òpera» era la peça més purista del menú del mateix nom. Vaig incloure una gran recepta de sarsuela dins l'oferta gastronòmica del restaurant en el menú de Nadal tres anys abans i va ser un èxit. Mesos després, amb la música que sentia al cap, la meva mare em va dir: «Si canvies la gamba per un llamàntol ja tindràs la teva òpera». I així ho vaig fer.

L'òpera *Tristany i Isolda* t'abraça, és delicada, i de cop, la música puja i et desconcerta. Per això el plat «Wagner» sorprenia. El compositor i la seva versió comestible. Aquest era l'objectiu. Vaig escollir Wagner perquè el Liceu és molt wagnerià. Quan vaig visitar el Cercle per comentar els detalls del sopar presentació vaig entrar en una sala on s'exposen quadres d'Antoni Tàpies i poemes visuals de Joan Brossa dedicats a l'artista alemany. Em vaig emocionar moltíssim i vaig pensar: «El plat de formatge serà Wagner». Es tractava d'un Montagnolo Blu, un formatge del sud d'Alemanya que reposava sobre unes pinzellades de pebrots del piquillo. Pebrots. Ous, en la seva traducció «culinària». O el que, finalment, li estava posant a la vida.

Apareixien també *Norma*, de Bellini, i *Carmen*, de Bizet, la diva Maria Callas i el geni de Mozart, així com uns *petits grandes fours* que recreaven un altre escenari operístic mundialment conegut. I *Madama Butterfly*, que sempre serà la *top*, perquè vaig perdre la virginitat amb ella.

La Traviata no hi era. Per un motiu. Recordo que el protagonista de la pel·lícula *The Lost Weekend* amagava les ampolles d'alcohol lligant-les amb una corda que penjava per fora de la finestra... Doncs passa que, un dia que va a veure aquesta òpera, no se'n recorda d'agafar la petaca que duu a l'abric que deixa al guarda-roba i, en el moment del brindis, li agafa tanta ànsia de beure que surt a buscar-la per poder treure's la set. Però resulta que s'han equivocat de tiquet i que haurà d'esperar que surti el propietari de l'altre abric per recuperar-la. Com a espectador de l'angoixa d'aquell home, vaig pensar: «No la podré veure mai, aquesta òpera». Però no és així. Avui, podria. Tot i que, pel que he explicat, no vaig voler incloure cap brindis de *La Traviata* en el menú degustació del Moments dedicat a aquest gènere musical.

★ ★ ★

Instagram m'inspira, tant com l'òpera. He tingut dos comptes en aquesta xarxa social. Vaig obrir el primer, @rabarus, el juny del 2011. És alcohol pur i dur. Encara es pot visitar, però no està actiu. L'última publicació té data del 18 de març de 2013 i és una captura d'un programa de televisió on sortien els meus pares «caçant» bolets. La va pujar la meva parella perquè jo ja havia ingressat, però així semblava que encara estava operatiu. Les últimes fotos que vaig pujar jo a aquest compte van ser del restaurant: una taula amb pèsols, les vistes..., com les enyorava.

Poc temps després ingressava al centre de desintoxicació i em van prohibir totes les xarxes socials, el telèfon i el correu electrònic.

Em vaig obrir un nou compte d'Instagram, l'actual, amb el meu nom i cognoms, @raul_balam_ruscalleda, el 2015, després de demanar permís al centre. No vull esborrar l'antic perquè es vegi la diferència que hi ha, tan gran, entre l'un i l'altre.

★ ★ ★

Els dijous, després de l'ingrés de tres mesos, i ja al pis tutelat, tocava baixar a Barcelona a fer la teràpia de referència, una teràpia de grup més reduïda que segueixes amb el terapeuta, i que t'acompanya en la reincorporació a la societat, en el meu cas sempre dirigida per l'atenta mirada de Dolors Matas, que feia de moderadora perquè, la veu, la tenien els pacients. Els pacients que acaben de sortir del centre s'ajunten amb veterans que encara es continuen reunint, la qual cosa és molt positiva per als nous, perquè els permet veure i estar amb gent que ha passat per la seva mateixa situació i que ja fa una vida normal, sigui quina sigui aquesta «normalitat».

En la teràpia, a banda d'explicar com et trobes, vas demanant coses al grup i els altres et diuen si les pots fer o no. Coses senzilles com anar a comprar, cuinar o anar al cinema, o sortir a passejar amb la família... I el grup, que és savi, valora el permís segons l'estat del company que ho demana.

La veritat és que jo no vaig ser gaire de demanar permisos, perquè d'aquesta manera m'evitava un «no». Soc molt evitatiu. La Dolors m'ho recordava sempre. Encara ho soc, però m'obligo a no ser-ho. I em costa força.

El 8 de gener de 2015 vaig fer una teràpia de referència en la meva línia, és a dir, recordant el que em molestava del meu dia a dia entre plors. Coses absurdes des de la mirada d'avui, però que jo vivia amb molta angoixa. Recordo que em va tocar parlar, que ho vaig fer i que em van donar alguns consells. Jo, normalment, ho vivia amb molt nerviosisme, com si m'haguessin de castigar, per tota la culpabilitat que arrossegava pel mal que m'ha fet repartir la meva malaltia. Però també recordo que, quan s'acabaven els consells i era el torn d'algú altre, respirava ben fondo i el «bum, bum» pronunciat del cor em desapareixia.

Un dia, la Dolors, que és llesta i empàtica, i fa un seguiment molt personalitzat de tots els seus pacients perquè adora la seva feina, em va dir:

—I tu, no demanes res?

Jo vaig contestar que no, que ja en tenia prou. I ella em va respondre que no s'ho creia, que bé devia voler alguna cosa. Jo vaig insistir en la meva negativa, perquè pensava que no em mereixia res, era el meu autocàstig. I, de sobte, vaig començar a plorar un altre cop.

La Dolors, llavors, va reiterar:

—Veus com et passa alguna cosa? Has de demanar el que vols.

—Doncs m'agradaria tenir un compte a Instagram —li vaig dir.

—En tenies algun, abans? —em va preguntar.

—Sí —vaig contestar.

—I el vols obrir una altra vegada?

—No! —vaig respondre gairebé amb un crit—. Aquest ja no va amb mi, no m'interessa la gent a qui jo seguia, ni la que em seguia a mi.

—Doncs avui, quan arribis a casa, t'obres un compte nou. Ara, si alguna cosa se't posa malament, l'esborres. I no passa res.

Així va acabar la cosa. Vaig sortir d'allà amb el permís d'entrar novament a Instagram. O el que és el mateix, amb un «sí» al que jo pensava que seria un «no».

A partir de llavors, vaig fer una cosa que no està bé: *futuritzar*. Per a un addicte, muntar-se pel·lícules és molt dolent, perquè pot arribar a ser molt frustrant, però el cap se'm va disparar i no vaig fer res per impedir-ho. Recordo arribar a casa, preparar el sopar i menjar ràpid, perquè al meu cap només hi entrava obrir Instagram. Em vaig muntar una pel·lícula en què, de sobte, tothom començava a seguir-me i a preguntar-me on era, què m'havia passat...

I jo, triomfant, els deia que havia estat en un centre de desintoxicació i que m'estava recuperant. I allà començaria una pluja d'aplaudiments i d'alabances. Suposo que el meu ésser volia, el necessitava imperiosament, el reconeixement de la societat, ja que, fins al moment, el paper que hi havia fet havia estat molt desastrós.

Vaig estar una estona per poder crear-lo, crec que va ser la primera vegada que m'obria un compte d'alguna cosa sense que m'hi ajudés ningú. Això reflecteix bé com era la meva vida, sempre hi havia algú a prop per ajudar-me a fer les coses, perquè, si no, no les feia. Vaig tardar una estona. Contrasenya, nom, foto... I de seguida vaig començar a seguir gent, amics del tractament, periodistes gastronòmics i algun cuiner.

La primera publicació que hi vaig fer va ser la fotografia d'un plat buit que minuts abans havia acollit unes tallarines de sípia amb crema de pistatxos i melsa que estàvem oferint al Moments. La vaig publicar i vaig escriure «plat buit» com a peu de foto. Va ser una gran decepció, perquè va interessar a ben poca gent, i a la que li va interessar tampoc no em va fer cap pregunta. Pensava que em seguirien moltes persones, perquè havia estat desaparegut molt temps. I no va ser així. Va haver-hi silenci. Vaig haver de seguir un procés molt llarg per treballar-me l'autoestima.

Aquell dia em vaig adonar que tampoc no era tan important, i que la vida continuava, amb mi i sense mi. I vaig recordar que la mare, quan jo era petit, em deia que no era el centre de l'univers.

Allà, en aquella cuina groga de vil·la Balam vaig ser conscient que començava el meu nou camí, que tot estava per fer i que podia demostrar al món la persona que soc perquè em ve de gust, sense esperar res a canvi.

Avui utilitzo Instagram perquè em fa feliç, per divertir-me, per mostrar la meva bogeria interior, la meva felicitat i la meva pena, i per repassar el calendari de la meva vida. Quan em pregunto: «Quan va ser, això?», Instagram em serveix d'agenda. Tot el que ensenyo en aquesta xarxa és «de debò». Si he tingut un dia «sense esma», l'he tingut, encara que, en general, sempre soc bastant positiu i la vida em porta moltes alegries. Per exemple, els comentaris dels seguidors, i fins i tot he viscut algun «moment selfie» els últims mesos, cosa que m'encanta. Els comentaris, si soc sincer, van créixer arran de l'entrevista que em va fer el periodista Albert Om en l'emissora de ràdio RAC1, a través de la qual molta gent es va assabentar de la meva addicció. Aquell dia vaig rebre desenes de missatges privats a la xarxa que es preocupaven per mi, que em donaven ànims i em demanaven consell. I això són coses que no s'obliden.

Instagram és la meva xarxa social preferida, em sento molt lliure mostrant-m'hi i la faig servir com un àlbum fotogràfic personal. De fet, segueixo molt poca gent. No segueixo cuiners, només Ramón Freixa i Dabiz Muñoz, perquè són amics meus. Tinc un bon motiu.

En el segon o tercer menú temàtic del Moments vaig proposar un plat nou, els ho vaig comentar a l'equip i algú va observar: «Això ho has tret d'Instagram». Vaig pensar: «Ostres! És veritat!». Tinc una ment molt dúctil i penso que, si segueixo altres col·legues, agafaré idees que no són meves. És millor que no en segueixi cap; així, d'aquesta manera la meva ment no està influenciada per les creacions d'altres cuiners. No vull tornar a recrear plats que han fet o que fan altres companys. En canvi, segueixo artistes, museus, il·lustradors, i m'hi recolzo.

Tot i que em segueixen unes vint mil persones, no he pensat mai a fer diners amb aquesta xarxa social, però arran dels directes que hi feia em van contactar per participar en unes càpsules de promoció de productors i productes catalans en la televisió autonòmica catalana que es van emetre el 2020. Igualment, el Nadal passat, i de manera excepcional, vaig guanyar uns euros promocionant una marca de xocolata Premium que habitualment faig servir quan cuino. Repetiré? No ho sé. Depèn de qui m'ho proposi.

Una marca de bufandes de colors va contactar també amb mi perquè els donés visibilitat, però a ells els vaig dir que no. Com puc promocionar colors si sempre vaig vestit de negre? El dia que aquesta xarxa social no em doni felicitat, em sembla que deixaré d'utilitzar-la. De moment, és com la meva petita obra d'art, té un sentit i, si t'hi fixes bé, una seqüència lògica. Soc una persona molt visual. Crec que es nota.

«A en Raül li agrada la roba. No s'hi gasta tants diners com abans, però segueix vestint d'una manera molt original perquè és molt creatiu —assegura Meritxell Falgueras—. Raül Balam i Carme Ruscalleda tenen un punt artístic que expressen de meravella en els *storytelling* dels seus menús degustació, que en Raül, a més, manifesta d'una manera increïble a través d'Instagram. Qui m'ha enganxat el vici de fer servir aquesta xarxa social ha estat ell! Els meus seguidors m'escriuen: "Que guai el que feu!". I jo els contesto: "El millor és el que no surt!". En Raül també ha enverinat la Carme amb les xarxes, i ara que ella té més temps, les fa servir, i ho fa molt bé. Els Balam Ruscalleda no són ambiciosos amb els diners, sinó amb la feina ben feta —assegura la sommelier i cinquena generació del barceloní Celler de Gelida—. "Fill de...", això és el que diu en la seva biografia d'Instagram. Ni ell ni jo renunciem a les nostres famílies, no ens en avergonyim. Al contrari. Tinc molt clar que tots dos som criatures que hem pujat a les espatlles d'uns gegants i així podem anar una mica més enllà perquè ja estem en les altures, però sense voler anar de res.

En el meu cas, el vi ha estat una cosa intrínseca, com la cuina per a en Raül», reconeix Falgueras.

«En Raül és molt *showman* i les actuacions que fa disfressat són brutals. La gent em para per parlar-me d'ell i dels seus vídeos, dels seus directes i publicacions a Instagram!», exclama Carme Ruscalleda. «En Raül es fa més gran en i amb Instagram. S'ho treballa i en gaudeix..., i en fa gaudir els altres. Penso que els seus gags, les seves pallassades (en la foto del seu perfil exhibeix un nas de pallasso) són part de la genètica familiar: el gust per l'espectacle, per mostrar-se, per l'exhibicionisme en el sentit de voler expressar-se. Que tingui aquesta valentia i aquesta llibertat és fantàstic! En Raül és un paio lliure i si té ganes de fer això, que ho faci! "Ara dec ser un paio seriós, he de comportar-me, he de contenir-me...". Seria terrible que ell mateix se censurés, s'amagués i es frenés, això ofegaria l'esperit lliure que l'acompanya. De fet, gaudeix de la mateixa llibertat fora del focus.

»Jo no controlo res de la seva vida. De cap manera. Li tinc plena confiança. En això sí que és molt dràstic, i quan va tornar a Sant Pol va fer creu i ratlla amb tota aquella gent que eren del grupet de les drogues i que jo desconeixia. Quan se'ls ha trobat i se li han acostat, ha estat contundent: "Ho sento, però no tenim res a veure". Ha estat molt dur, ha estat molt recte, fins i tot amb gent amb qui havia tingut una gran relació, personal o sentimental, l'ha tallat del tot. Naturalment, ara jo m'adonaria de si passava res, si descuidés el seu aspecte, si descuidés casa seva... La mateixa llumeta que s'encenia quan no es presentava a la feina, quan de sobte li canviava l'humor, quan et contestava amb aquelles paraules, quan no sabies on era... Es tornaria a engegar. Però, actualment, la seva actitud, el seu comportament, no em fan estar alerta», assegura la cuinera.

15

Entre el morbo i el judici: la (des)informació

It's a, it's a, it's a, it's a sin.
It's a sin
everything I've ever done,
everything I ever do,
every place I've ever been.
Everywhere I'm going to,
It's a sin.[1]

NEIL TENNANT i CHRIS LOWE, «It's a Sin»,
de l'àlbum de Pet Shop Boys *Actually*, 1987

«Ens traslladem a una altra dimensió, no només visual i sonora sinó mental. És el viatge a través d'una terra de meravelles definides per les fronteres de la imaginació. Aquesta és la pròxima parada: la dimensió desconeguda».

Amb aquesta frase dita per una veu profunda amb el rerefons d'una música inquietant començaven els episodis de *The Twilight Zone* (*La dimensió desconeguda*, 1985-1989), la sèrie nord-americana de ciència-ficció, fantasia i terror

1. «És un, és un, és un, és un pecat. / És un pecat / tot el que he fet, / tot el que faig, / cada lloc on he estat. / On sigui que vagi, / és un pecat».

escrita per Rod Serling, que TV3, la televisió autonòmica de Catalunya, va començar a emetre per primera vegada l'1 de juliol de 1985. Ho he hagut de buscar, és clar, perquè no recordava la frase ni la data. Però sí que en tinc enregistrada una altra que deien al final: «Això li pot passar a vostè». Doncs sí.

Sempre s'intenta amagar l'addicció sota altres etiquetes, com ara poden ser les de *depressió* o *bipolaritat*. Per què no dir-ne pel nom? Jo, Raül Balam Ruscalleda, buscava excuses les vint-i-quatre hores del dia per consumir de la manera que fos. El meu cap necessitava un estímul, un xutada constant. I el que em va passar a mi li pot passar a qualsevol.

La societat té una imatge equivocada de l'addicte. A la sala de tractament m'ajuntava amb pacients que havien estat a la presó, amb nois com jo, que prenien cocaïna i teníem com a droga estrella el glamur, amb alcohòlics purs i mestresses de casa que prenien antidepressius receptats pel metge... Tots érem casos diferents, però tothom era tractat de la mateixa manera.

«No és el mateix ser una dona d'entre quaranta i cinquanta anys i estar tancada a casa prenent alcohol i pastilles receptades pel metge, que buscar-te la vida pel carrer per drogar-te. Tot i que, de fet, la majoria de les persones addictes passen per psicòlegs i psiquiatres, sigui quin sigui el seu perfil. Què fa l'addicte, el malalt d'addicció? Primer menteix, omet informació. I després, el metge li diagnostica un quadre de depressió —perquè l'alcohol és un depressor del sistema nerviós central—. Així que arriben deprimits, perquè la seva vida és un drama; la droga no els fa efecte, consumeixen per no sentir malestar, no per plaer, sinó per necessitat, és quelcom hormonal; i manifesten que estan irritables, que no poden dormir, que tenen obsessions, paranoies... A partir d'aquí, les dones que prenen alcohol aprenen que els efectes es multipliquen si ingereixen pastilles, i els politoxicòmans, exactament el mateix. I si el professional no furga o no sap alguna cosa d'addiccions o no és especialista en drogodependències, li receptarà més medicació, amb la millor intenció, per tractar l'insomni, la depressió, els canvis d'humor o la bipolaritat», adverteix la terapeuta de l'Instituto Hipócrates per al tractament de les addiccions.

Ara estic en l'última part del meu procés personal, la teràpia de referència, que l'addicte pot deixar als sis o set anys del seu ingrés al centre, tot i que, si la necessita, sempre la pot reprendre. Abans de la pandèmia, la fèiem els dijous a les oficines d'atenció a l'addicte que l'Instituto Hipócrates té a Barcelona, però durant el confinament, i a causa de les restriccions de mobilitat i de socialització que ha portat la COVID-19, la seguim per Zoom des de casa. És un dels canvis que hi ha hagut en el funcionament del centre deguts a la pandèmia.

«Ens consta que la pandèmia ha fet florir molts comportaments addictius de persones que ni sabien que tenien un problema amb els tòxics i que han fet barbaritats durant el confinament», afirma la terapeuta Dolors Matas.

«Del març al maig del 2020 els ingressos es van interrompre perquè gairebé no es podia ni viatjar. De fet, les consultes informatives telefòniques van augmentar gairebé un 5 % en comparació amb el 2019, però el 2020 els ingressos van experimentar una davallada de l'11 %. Quina lectura n'hem de fer, d'aquestes dades? Que les restriccions de mobilitat van complicar molt la decisió d'ingressar per les dificultats que aquestes originarien tant en els pacients com en les famílies. Paral·lelament, i, encara que les trucades a les nostres delegacions ambulatòries no van augmentar de manera significativa, sí que hi va créixer el nombre de pacients. Sens dubte, era més senzill assistir a un centre al costat de casa dos o tres dies per setmana que ingressar en una clínica llunyana», remarca Blanca Brigos. «El 2021 els ingressos van tornar a augmentar considerablement. A causa de la COVID-19, per poder protegir al màxim els pacients i els professionals d'Hipócrates, hem hagut de canviar moltes normes. És el cas de la teràpia oberta a les famílies dels divendres i les teràpies quinzenals dels dissabtes amb un coaddicte que ens ajudava amb el seu testimoni», concreta la directora de l'Instituto Hipócrates.

«A les teràpies de família dels divendres hi assistien familiars dels pacients vinguts de tot Espanya», afegeix Dolors Matas. «Abans de la pandèmia, si el terapeuta considerava que era bo per a la seva recuperació, podien quedar-se amb ells tot el cap de setmana. Ara no. Els familiars arriben divendres i se'n van divendres mateix. Però també és veritat que aquest canvi no ens sembla del tot negatiu, perquè, per bé que intentem educar les famílies en la malaltia, de vegades, sense voler, i fruit de la coaddicció, ens desfan la feina que s'ha pogut fer.

»No totes les notícies lligades a la COVID-19 són dolentes. Hem pogut mantenir tot l'equip, i això ens satisfà», subratlla Blanca Brigos. «En els meus grups, encara que pugui semblar estrany, no hi ha hagut cap cas de recaiguda per pandèmia», celebra Matas. «Hem fet teràpia diària per *Zoom* amb els afectats, entre els quals em compto, perquè, com a la resta, a mi em costa, tot això. Trobar-se cada dia amb els companys és superimportant per a un addicte, el grup és la base de tot», reitera.

Durant el confinament, Dolors Matas i jo ens vam enviar quatre missatges i vam fer videotrucades a títol personal.

I també ens vam veure cada dia amb el grup, una vintena de persones. Cada tarda, de dos quarts de nou a les nou, ens connectàvem per saber com estava tothom. Aquest seguiment, aquest reforç, em va anar molt bé. I vaig pensar en com hauria viscut la meva addicció estant en actiu o acabat de sortir del centre. Hauria estat fatal.

I és que estant despert no vaig tenir ganes de drogar-me, però adormit vaig experimentar uns quants malsons. Malgrat que vaig passar una pandèmia molt bona, durant aquest temps hi vaig somiar molt, amb droga, la «vaig veure» més. Quan em va passar —i encara em passa— ho vaig compartir amb l'Eli. Li truco i ella fa broma amb mi per treure-hi ferro: «I què vols somiar, fill meu, si ets un drogat vocacional!».

De ganes de consumir no en tinc, perquè també tinc molt clar on em portaria. Malgrat tot, al centre et recorden que sempre has d'estar atent. I estic atent. I content.

Abans no m'aguantava a mi mateix, i ara puc estar una hora assegut en una terrassa mirant a l'infinit, sentint-me la persona més feliç del món. Abans vivia en la voràgine del fer: fer, fer, fer..., i no feia res. Ara, fent poc, faig molt.

La societat tampoc no hi ajuda gaire, en aquest sentit.

La societat no està preparada per mantenir una conversa amb una persona que s'ha recuperat de la malaltia de l'addicció. La societat no està preparada per parlar amb un addicte recuperat. Ho he notat i ho segueixo notant en el dia a dia, amb gent normal i corrent i en entrevistes en l'àmbit públic. Alguns periodistes pregunten sense tabús; d'altres, en canvi, es queden sense paraules quan senten les paraules *droga* o *addicció*, generen silencis que es podrien tallar amb un ganivet en algun plató de televisió.

El 2020 vaig participar amb el meu testimoni en un programa televisiu sobre diferents addiccions. Així, es va voler mesurar l'addicció al telèfon mòbil dels seus col·laboradors, que van intervenir sense problema en la «prova». Els resultats van ser, si més no, sorprenents, per no dir preocupants.

Ja a casa, aquella situació em va portar a un pensament recurrent, que sempre em ve al cap quan entro en una sala plena de gent diversa. Penso en si tots els presents tindrien nassos de fer-se una anàlisi de sang o d'orina, i que el resultat el sabés tothom, al moment. Qualsevol persona ha estat en una situació propícia per comprar, beure o consumir droga. Potser molta gent ho fa, o ho ha fet, i no diu res. Potser per això sempre hi ha silencis incòmodes.

Les mirades que jutgen l'addicte també són constants. Abans, quan les percebia, em feia vergonya. Avui, no. Molta gent encara veu l'addicció com un vici, fins i tot com un pecat. Jo mateix també vaig pensar durant molt temps que era un viciós! Però no, és una malaltia. Una malaltia molt greu que campa de gust entre nosaltres des de fa molts anys. La meva mare ho considera un *virus universal* que mata molta gent o que la deixa tocada per sempre. I tant és a quin estrat social pertanyis o de quina família procedeixis, encara que la gent s'entesti a anomenar ionqui a qui pren heroïna i *pijo* a qui pren cocaïna. Al final, és el mateix.

Per prevenir-ho, per «arreglar-ho», s'hauria de parlar del tema a totes hores, en els mitjans de comunicació i a les escoles. I incloure l'alcohol en la llista de drogues, perquè és una de les més perilloses que hi ha! S'hauria de dir que l'addicció és com un càncer, com una loteria. Igual que s'avisa que fumar pot provocar càncer de pulmó —tot i que potser emmalaltiràs de càncer sense haver fumat mai a la vida—. Amb la malaltia s'hi neix. Estic molt a favor de la prevenció a les escoles, com es fa amb els accidents de trànsit. Em consta que un company del centre Hipócrates d'Andalusia, addicte i terapeuta, s'hi dedica, a això. Però no és freqüent. Per això aquest llibre. Per donar-li suport, a ell i a altres companys, i per reclamar l'educació sobre aquest tema a les aules.

La societat no estarà preparada per parlar amb un addicte fins que no contempli l'addicció com una malaltia cerebral. L'OMS així ho contempla, però la societat, no.

«Com més informació existeixi sobre l'addicció, millor; però informació de debò, reportatges com *Barcelona, vides en blanc*,[2] sobre el consum de cocaïna a la capital catalana en què vam aparèixer en Raül i jo», recalca Dolors Matas. «Som els addictes mateixos els que hem de donar-hi veu, a això, no portar-ho amagat. Si és una malaltia, no m'he d'avergonyir de res. Tractaments ambulatoris, desintoxicacions, comunitats terapèutiques..., d'haver-n'hi n'hi ha, però no es gasten gaires diners a prevenir, informar i tractar les addiccions», lamenta i reclama la terapeuta. «En aquest sentit, cal assenyalar que des de la Delegació del Govern per al Pla Nacional sobre Drogues es va implementar una estratègia de comunicació sobre COVID-19 i addiccions emmarcada dins la campanya de prevenció de la infecció per coronavirus, de la qual forma part el compte de Twitter @PNSDgob. #EsteVirusLoParamosUnidos.»

2. El reportatge *Barcelona, vides en blanc* es va emetre en l'espai *30 minuts* el 18 d'octubre de 2020 i està disponible en el servei a la carta de la pàgina web de TV3. El document s'endinsa en el món del tràfic i el consum de cocaïna a Barcelona per descobrir per què la capital catalana és la ciutat d'Europa on més es consumeix aquesta droga il·legal.

Epíleg

5 de març de 2023 (perquè m'ho mereixo)

Se acabó.
Porque yo me lo propuse y sufrí
como nadie había sufrido, y mi piel
se quedó vacía y sola, desahuciada
en el olvido. Y después
de luchar contra la muerte empecé
a recuperarme un poco y olvidé
todo lo que te quería y ahora ya…
Ahora ya mi mundo es otro.

José Ruiz Venegas, «Se acabó»,
de l'àlbum de María Jiménez *María Jiménez*, 1978

Jo, que soc fan declarat del Festival d'Eurovisió, i no me'n perdo cap gala, vaig seguir amb atenció la celebrada el 2021. La vaig seguir per televisió i per les xarxes socials, és clar, que de vegades fins i tot és més divertit.

I, de sobte, el concursant d'Itàlia va donar la nota. Segur que tu també estàs al cas de la polèmica, però per si no ets *d'eixe món* t'ho resumeixo.

En el moment de les votacions, el líder del grup de rock Måneskin, Damiano David, representant d'Itàlia, va ser «enxampat» per les càmeres en directe fent un gest sobre la taula de la Green Room, un gest que semblava una esnifada de coca en tota regla. WTF! A continuació, un company del grup li feia un senyal com avisant-lo que milions de persones d'arreu del món l'estaven veient... Era cocaïna? *Chi lo sa!* El vídeo durava res, tot just cinc segons, però va córrer per les xarxes com la pólvora, vinga sumar comentaris i especulacions, i es va fer viral en un moment. La polèmica acabava de començar...

Resulta que el vot popular els va fer guanyadors i, en la roda de premsa posterior, un periodista suís va preguntar al cantant què havia passat.

PERIODISTA: T'ho he de demanar, això, perquè va haver-hi un moment durant l'emissió que et vèiem al fons alineant alguna cosa a la taula i ha semblat que estaves esnifant. I molta gent a les xarxes suggereix que era cocaïna. Què me'n pots dir?

DAMIANO DAVID (*assenyalant un dels seus companys*): Eh... En Thomas va trencar una copa.

THOMAS: Sí, exactament, una copa.

VEU A LA SALA: No és veritat, això.

DAMIANO DAVID: No prenc drogues. Si us plau, nois. No ho digueu, això.

El cantant insisteix amb poc convenciment, s'aixeca i alça els braços, deixant-se estimar pels assistents que el coregen.

UNA ALTRA VEU A LA SALA: Però és important que responguis perquè...

UNA DE LES PRESENTADORES: Si us plau, segueixin amb les preguntes sobre els artistes i la música.[1]

I fins aquí la llibertat de premsa, amics. L'extracte del vídeo i la transcripció encara corren per la xarxa, per si el vo-

1. Extret de la web de RTVE.

leu veure amb els vostres propis ulls, sentir-ho amb les vostres pròpies orelles i treure les vostres pròpies conclusions.

Total, que no sé si per culpa de l'actitud, la desgana o la fanfarroneria de l'italià, la resposta no va convèncer a ningú, i el grup, obligadament o voluntàriament, va penjar un missatge a les xarxes socials on va intentar aclarir els fets. «Estem commocionats pel que algunes persones estan dient sobre en Damiano. Ens posicionem en contra de les drogues i de cocaïna no n'hem pres mai. Ho podem provar perquè no tenim res a amagar. Som aquí per tocar la nostra música i estem molt contents d'haver guanyat a Eurovisió».

Però tampoc no van convèncer ningú. Llavors, els organitzadors del festival van agafar el bou per les banyes i van anunciar en un comunicat que Damiano David se sotmetria a una prova voluntària de drogues. Al cap d'un parell de dies emetien un altre comunicat confirmant que el cantant havia donat un resultat negatiu vist per ells mateixos i que, per tant, tornaven a felicitar el grup italià pel seu triomf. «No es van consumir drogues a la Green Room i donem l'afer per tancat».

M'ho crec? No tinc per què dubtar-ne, d'això. Però torno al mateix. L'acceptació del consum de drogues en la nostra societat és brutal, i en uns determinats sectors i ambients, encara més. Tant és que sigui alcohol, marihuana o cocaïna. Es mitifica la relació entre la creativitat i l'addicció, el consum es considera com si fos romàntic i, en certa manera, fins i tot se'n fa publicitat. M'ho sembla només a mi? No ho crec. Exposo una situació real que em va indignar i que possiblement va indignar altres malalts com jo.

Estiu del 2021. Rebut un whatsapp d'un conegut amb l'enllaç a un vídeo d'un popular actor català. L'obro i veig una imatge molt desafortunada d'algú que em transporta a la meva vida passada. La persona —o el personatge— navegava en una llanxa, amb el tors nu, i s'enregistrava a ella mateixa entonant un monòleg en un estat lamentable. Quina tristesa em va causar.

«Pobret, que malalt està. Aquest noi necessita ajuda immediata», va ser la primera cosa que vaig pensar. «Quina sort haver ingressat el 2013 i que no existissin les *stories* d'Instagram al món i a la meva vida!», va ser el que em va passar pel cap a continuació. Perquè, segurament, jo hauria protagonitzat un vídeo com aquell. I més patètic encara. Però, al cap d'una estona, em va agafar un dubte... I si era un *fake*, un muntatge o una promoció per a una nova sèrie, una pel·lícula o potser una funció? Si era una actuació, com a addicte m'ofèn, perquè juga amb el dolor de moltes famílies que, per desgràcia, pateixen familiars en aquest mateix estat, cada dia.

«Les vacances són per perdre els papers», va manifestar hores després l'actor en les xarxes socials per justificar-se. Les vacances són per a moltes coses, però no per perdre res. Perquè el que perd alguna cosa ja no la recupera.

Cadascú pot fer el que li vingui de gust amb el seu cos i amb la seva vida. Però on s'han de posar els límits de determinades manifestacions en públic? «Ara que ja saps de què va la malaltia, evita comportaments que abans no podies deixar de banda. Amb el que ara ja saps, ho pots fer», t'adverteixen al centre quan ingresses.

Si el vídeo era verídic, aquest senyor demanava ajuda a crits. I si era humor o publicitat, maleïda la gràcia. Estic molt a favor de la llibertat d'expressió, però si hi ha llibertat d'expressió, hi ha llibertat de rèplica. Aquesta és la meva opinió.

* * *

El 5 de març de 2023 faré deu anys. Deu anys de la meva nova vida. Una vida neta, sana, sense addiccions. Encara no sé com ho celebraré, però ho faré, segur. I segur que no tocaré ni una ampolla de vi, ni de cervesa, ni un cigarret, ni un porro. Perquè vull una vida de debò. Perquè he tingut moltes vides, però la que m'emociona de veritat és la que estic vivint des del 5 de març de 2013.

Soc i estic feliç. D'aquí el nom del nostre menú degustació postpandèmic al restaurant Moments de Barcelona: «Felicitat». Un homenatge a la vida i a la mare que me la va donar, en qui s'inspira el llibre del mateix nom editat per Planeta Gastro el 2018 amb motiu del trentè aniversari del Sant Pau, amb textos de Rosa Rivas i fotografies de Carles Allende.

El menú «Felicitat» va ser un reflex de la (les) història (històries) i de la cuina de la meva mare, Carme Ruscalleda, que mostra el volum del seu treball, des dels seus inicis a Sant Pol de Mar fins a la seva incursió a Tòquio i el seu trasllat a Barcelona. Els plats exposaven una cuina que es reinventa a través de la tradició, la natura i la creativitat. D'aquesta manera, mostraven al comensal un camí gastronòmic que neix a la comarca del Maresme, arriba al país del sol naixent i culmina a Catalunya.

«Quan el Sant Pau ja es preparava per tancar, vam construir el llibre *Felicidad*, amb uns textos preciosos de la periodista Rosa Rivas que expliquen l'ànima del restaurant. *Felicidad* és el procés d'obrir un restaurant des d'una botiga, el patiment de dues persones per aconseguir-ho, la por d'anar a Tòquio, l'altra por d'anar a Barcelona, on ja ens va acompanyar en Raül... Ho retrata tot d'una manera que, una vegada fet i presentat, vam dir: "Ostres, que bonic, no?". Llavors ens vam adonar del camí que havíem recorregut, un camí que no podíem veure mentre el fèiem. I això és potser també el que li ha passat a en Raül. "Posem el títol i el guió del llibre al nou menú degustació i reflectim-ho", em va proposar. Perquè l'obra explica la nostra trajectòria lligant els nostres plats. El guió estava gairebé fet. Des de l'any 2015 que creem menús "amb relat" i ens sembla bonic. La idea, a més, va fluir, perquè el menú t'anava conduint a la pàgina del llibre on apareixia cada plat amb la seva recepta. I m'agrada, perquè vaig tenir encara més present el moment d'aquesta publicació», explica Carme Ruscalleda.

L'entrega del manuscrit d'aquest llibre a l'editorial va coincidir amb les proves a la cuina i la sala d'un nou menú temàtic del Moments. «Meravelles del món», el vam batejar. Perquè el món, malgrat tot, és meravellós.

★ ★ ★

«FELICITAT»

«Felicitat» començava amb un aperitiu que rememorava els inicis dels Balam Ruscalleda en el negoci d'alimentació familiar, «Memòria des d'una botiga», tres petits tastos en què el producte i el Mediterrani n'eren els protagonistes.

El seguia el «Planeta vermell», un salmorejo de tomàquet, maduixa i alfàbrega, que refrescava i alhora sorprenia. Al seu costat, una cigala, amb mole verd i vegetals, que interpretava el realisme màgic mexicà, i una sardana, que no és cap peix, sinó la dansa típica catalana que es balla en grup i en cercle i que retratàvem amb un arròs d'espardenyes i pebrot verd *tekno*. Hi veieu les referències?

Sant Pol, Tòquio i Barcelona eren tres destinacions en una en el menú «Felicitat». Una torrada de Santa Teresa salada feta amb pa de motlle que recorda els nens que s'acostaven al port a mullar el pa dur en el suquet que feia la meva àvia amb productes del mar que portaven a terra els pescadors. Una torrada de mar de gamba en la seva definició curta. Més mar, i també muntanya, passat l'equador del menú: porc ibèric, poma i cardamom amb garota de temporada.

No hi ha felicitat completa sense un bon formatge. *Shichimi togarashi*. Vam agafar en préstec el nom d'aquest preuat amaniment o condiment japonès, una barreja de set espècies nipones, per acollir, entre vegetals i dins un *macaron rosé*, un trosset de formatge artesà Bauma. El *macaron* és símbol i senyal del Moments i de Maxime Petit, el seu antic cap de pastisseria, actualment cap pastisser de l'establiment hoteler. A partir d'aquí, la mare i jo deixàvem que la secció dolça es lluís.

«Blau», les prepostres, agafava el color de la planta de la clitòria, de l'aigua del mar i de la farigola, mentre que «el Maresme» presentava el color rosa en tota la seva esplendor: roses i maduixes que es desfeien a la boca i que també evolucionaven segons l'estació.

Abans dels *petit fours*, en forma de sistema solar, la «Via Làctia»: ametlla, cafè i llet torrada.

En definitiva, paisatge, producte, cultura i llibertat creativa que el comensal podia recrear, no tant emular, una vegada a casa si tenia el llibre *Felicidad*, ja que les pàgines on apareixien les receptes estaven indicades en la minuta que se li oferia quan seia a taula.

★ ★ ★

«Estic molt orgullosa d'en Raül, ha fet un canvi vital; està molt treballat, relativitza els problemes del dia a dia... Jo em sento més immadura que ell en qüestions d'autoconeixement i d'autocontrol, de culpar els altres... L'admiro i l'envejo», confessa Meritxell Falgueras. «Tot i que, d'altra banda, per a mi sempre ha estat la mateixa persona. A ell li molesta molt que digui això, però per a mi no hi ha un Raül d'abans i un d'ara, per a mi sempre ha estat el mateix. Ell et dirà: "No et recordes que abans et deixava penjada?". Sí, però ara també, de vegades, encara que sigui per feina. Però en els moments importants sempre he sentit que hi era. I la connexió profunda i les rialles han quedat. Ho sento, perquè a ell no li agrada que ho digui, però l'essència i la rialla d'en Raül Balam Ruscalleda no han canviat».

«Jo el veig com era. Com a mare, sempre veuré el nen. "Nosaltres, aquí, tractarem la seva addicció, però no el canviarem. Si hi havia alguna cosa del teu fill que no t'agradava, ho seguirà tenint, forma part de la seva personalitat", ens deia Dolors Matas. I jo veig aquell nen, el de sempre. Un nen que ara percebo molt feliç. Un nen juganer, creatiu, amb molta força. Un nen còmode, també, a qui agradava anar per l'autopista, pel camí ample, però que ha crescut i s'esforça per anar pel sender amb les millors vistes», afirma Carme Ruscalleda. «L'he vist madurar molt i, ara, realment, em sento molt satisfeta de la seva maduresa.

»Professionalment, sempre m'ha semblat una persona convençuda de dedicar-se a la cuina, no l'he vist mai incòmode. Només va tenir un impàs l'estiu del 2001, quan va fer una estada en el restaurant Akelarre de Pedro Subijana, per saber què passava a casa d'un altre i si realment li agradava l'ofici. Llavors em vaig adonar de com havia canviat. Quan el que et diuen els pares t'entra per una orella i et surt per l'altra, jo li insistia: "Tu tens molt més talent que jo". I ell ni em creia, ni m'escoltava, ni em sentia. Però penso que, per fi, ha vist que és veritat», afegeix la xef, «ara confia en un talent que l'acompanya, que és innat, que és creatiu, que té segell propi.

»I el veig segur en les seves actuacions. Li agrada estar sol, gaudeix d'estar sol, pot estar sol i ser feliç. Però també li agrada estar amb gent i tenir relacions quan en té. Veig que li agrada cuidar-se. T'adones de com cuida la seva persona, l'alimentació, la salut; com té cura de casa seva, els horaris que segueix... Veig que és una persona molt organitzada, que gaudeix del seu dia a dia, dels seus compromisos, del seu oci... Veig un paio madur, que està bé amb ell mateix, que s'hi sent còmode, que s'ha descobert, que se sent segur, amb una força interior que l'acompanya. I és que si alguna cosa he après de l'addicció és la fragilitat de l'ésser humà, del perill que comporta sentir-se trist i desemparat, que porta les persones a llançar-se als braços de la droga buscant consol i a caure en la xarxa de tota l'explotació econòmica muntada rere aquesta pandèmia que sabia que existia, però que en veritat desconeixia. Creiem que sabem què passa, però som uns ignorants. I quan et toca d'una manera tan directa, amb un fill que queda atrapat en l'addicció, només puc donar les gràcies per com n'he estat, d'afortunada, i com en soc, perquè el meu fill l'ha superat. Perquè en Raül ha jugat amb la vida i la mort, però té un àngel de la guarda que l'estima i el cuida, i que sempre ha estat atent. No em canso de repetir-l'hi. I ara no em sap greu explicar-l'hi a ningú, al contrari», conclou Carme Ruscalleda.

★ ★ ★

Futuritzar, muntar-se pel·lícules, és molt dolent per a un addicte, perquè pot arribar a ser molt frustrant. Ho has llegit fa unes línies. Però no puc acabar aquest llibre sense mirar cap endavant. En diré *projectar*, que m'agrada més. Perquè vull imaginar tot el que de bo encara està per arribar. Vull tenir metes i objectius, setmanals, mensuals, trimestrals... I mostrar agraïment a totes les persones que m'han ajudat a fer que això sigui possible.

★ ★ ★

Felicitat, ara que et tinc a prop
no vull deixar-te enrere.
Felicitat, luxe de molts pocs.
Tot un any de primavera.

Miquel Abras, «Felicitat», de l'àlbum
de M. Abras *Equilibris impossibles*, 2012

ANNEXOS

Cuina abstèmia

Et preocupa anar a sopar sense poder beure? O anar a ballar? O divertir-te, en general? Em consta la preocupació de moltes persones perquè són preguntes que em fan repetidament. Massa persones encara pensen que sense alcohol o drogues l'oci és avorrit. Després de tants anys vivint feliçment sense substàncies addictives, crec que ha quedat demostrat que no és així.

Es pot viure i gaudir del menjar sense alcohol? Aquest és el gran problema amb què ens trobem els addictes quan ja ens hem posat a les mans d'experts i hem fet un procés de canvi. En tots els sentits. I és que són moltes les receptes i les elaboracions que porten alcohol o vinagres entre els ingredients i no, no és tan fàcil com treure'ls i ja està. O no ho és als restaurants. Més aviat és una petita gran odissea.

A l'hora de reservar una taula en algun lloc, jo sempre aviso a qui m'agafa la reserva que no puc prendre ni alcohol ni vinagre, ni cru ni cuinat. Ho repeteixo en arribar al restaurant i hi insisteixo quan el cap de sala o el cambrer em pren la comanda. En més ocasions de les desitjades treuen ferro al que els demano, i m'expliquen que tant l'un com l'altre s'evaporen una vegada cuinats. Llavors, he de tornar a repetir-ho: «Ni cru ni cuinat, si us plau». I, automàticament, em pregunten... si voldré vi per beure!

Al principi, em molestava moltíssim; fins i tot m'ofenia. Avui, em faig la vida fàcil a mi mateix, deixo anar un «no, gràcies» i em quedo tan ample.

Sé que molts penseu que al restaurant et diuen la veritat, que l'alcohol s'evapora quan es cuina i no deixa rastre en el menjar. Teniu raó. Però jo no en prenc. I no és cap ximpleria. Penseu que el cervell té memòria i que la malaltia de l'addicció és la malaltia de l'autoengany. Jo sé que si menjo un rostit cuinat amb alcohol la malaltia enviarà un missatge al cervell dient-li: «Ho veus? No passa res. També et pots prendre una cervesa sense alcohol...». Posem que li faig cas, me la prenc i m'agrada el gust que té. Llavors, la meva malaltia dirà: «D'acord, molt bé, però això no colloca. Si t'has menjat un rostit i no ha passat res, t'has begut una sense i no ha passat res, si et prens una normal tampoc passarà res, no?».

I en aquell moment tornaria al punt de partida, a l'instant en què ho vaig deixar. I tot aquest temps no hauria servit de res. Hi insisteixo, en diuen «la malaltia de l'autoengany». Per això val més prevenir que curar. I per això aquest annex és molt important per a mi i crec que pot ser-ho també per a addictes i familiars d'addictes, perquè fer la compra al supermercat també és una odissea. No saps la quantitat d'alcohol o vinagre que porten determinats productes entre els ingredients, ni la quantitat que en fem servir per cuinar, sobretot quan es tracta del receptari popular.

* * *

Llavors, es pot viure i gaudir del menjar sense alcohol? Per descomptat que sí. Si vas a fer un dinar o el que sigui a casa dels teus pares, familiars o amics i sorgeix el conflicte, quadra't, com jo, i renuncia al plat: «Millor menjo una altra cosa», i ja està. Al principi, renunciar per sempre costa, seria absurd negar-ho. Però el preu que es paga és molt car si t'hi arrisques. Jo prefereixo continuar gaudint de la vida, encara que no pugui menjar segons quins aliments o guisats.

I si un dia, per error, menges una elaboració que porta alcohol evaporat o cru? Què ha de fer un addicte davant aquesta situació? Primer, conservar la calma. Si ho has fet expressament podria considerar-se una recaiguda i podria costar-te un ingrés, alguna cosa no està solucionada i necessites un reforç. Si no en tenies cap idea, el més recomanable és trucar al veterà o al terapeuta i comentar-ho, tan senzill com això.

Piparras, llebre a la *royale*, llamprea a la bordelesa, *crêpe Suzette*, peres al vi, pastís al whisky... Un addicte no podrà mai tornar a gaudir de delícies com aquestes perquè no hi ha substitut. Però pots gaudir de múltiples receptes que tradicionalment s'han elaborat amb alcohol sense que en duguin. Almenys a partir d'avui. Et deixo unes quantes idees perquè així sigui.

Vinagreta

El nom d'aquesta elaboració ja n'indica la composició; per això, des del 2013, no preparo amaniments. Més encara, d'ençà que vaig deixar de beure i de prendre alcohol i vinagre als àpats, l'olor m'ofèn, i si de vegades m'intenten colar un gol dient-me que no porta ni una cosa ni l'altra, ho noto de seguida. De totes maneres, les amanides s'han d'amanir d'alguna manera, per exemple, amb un bon oli d'oliva verge extra, el meu element estrella en aquest cas. A veure.

Ingredients

100 ml d'oli d'oliva verge extra
20 g de mel
10 g de soja
3 g o una mica de wasabi
Sal
Pebre

Preparació

Barregeu tots els ingredients amb l'ajuda d'un batedor de varetes petit.

Guardeu la barreja en un biberó o poseu-la en un bol per servir.

Es tracta d'un amaniment fàcil i bàsic per a amanides, vegetals, pasta o arròs, peixos, carns, formatges i fruites. Una base que et permet jugar afegint-hi herbes com anet, coriandre o alfàbrega. O fent una *brunoise* (una manera de tallar que consisteix a seccionar els aliments en daus petits) de poma o xalota, per exemple. A la cuina cal ser atrevit i provar coses noves. Busca en el teu interior quina combinació et sembla perfecta.

Maionesa

És una de les elaboracions envasades que més comprem sense saber que, a banda dels conservants, normalment totes porten vinagre. Per sort, també és una de les salses més

Deixeu-ho coure 10 minuts a foc molt lent, fins que aconseguiu la textura desitjada.

Passeu la barreja per un colador fi i afineu el punt de sal i pebre.

Com que no porta conservants, la vida d'aquest quètxup també és curta, però en podeu fer racions. Poseu-les en bosses petites, congeleu-les i feu-les servir cada vegada que ho desitgeu.

Fumet

Els fumets no deixen de ser brous blancs i lleugers, de peix o de marisc, preparats en temps curts, perfectes per als arrossos o les sopes lleugeres. En la composició sempre trobaràs un vi blanc o un xerès, però, si es preparen sense, mantindran el bon gust. Per això és important ferne a casa i, a més, és fàcil. El secret és utilitzar peix molt fresc.

Ingredients

600 g d'espines i caps de peix de roca ben nets i frescos
20 ml d'oli d'oliva verge extra
100 g de pastanaga
100 g de porro
50 g d'api
Mitja cabeça d'all
1 fulla de llorer
Una mica de fonoll
10 g de sal

15 boletes de pebre negre
2 l d'aigua

Preparació

Poseu l'aigua a escalfar en una olla mitjana.

En un altre recipient més gran, aboqueu-hi l'oli. Quan estigui calent, afegiu-hi les espines i els caps.

Ofegueu, saleu i espereu uns 5 minuts fins que estiguin cuites.

Afegiu les verdures tallades en trossos regulars, de mig centímetre aproximadament, i seguiu ofegant. La humitat de la verdura ens ajudarà a desglaçar (recuperar els sucs), però si no fos així, hi podem afegir una mica de l'aigua de l'olla.

Afegiu-hi el fonoll, el llorer i les boletes de pebre.

A continuació, aboqueu-hi l'aigua calenta per no aturar la cocció.

Deixeu-ho coure a foc mitjà uns 15 minuts, durant els quals cal anar retirant les impureses.

Coleu i reserveu.

Si ho voleu més net a la vista, una vegada refredat a la nevera, i abans que qualli (perquè el peix de roca té gelatina natural) torneu a colar-lo amb un colador fi. I ja teniu una altra elaboració que es pot congelar, un recurs a mà per enriquir qualsevol plat que ho requereixi, a més d'una tècnica d'aprofitament de les espines i dels caps dels animals marins.

Picada

Si hi ha un plat característic de la zona on visc, és la picada de pescadors. Se'n diu *picada* perquè antigament es triturava en un morter i, tot i que avui dia és un triturat que es fa amb un braç elèctric, el nom segueix vigent. La picada es fa amb tomàquet, julivert, all i vi sec com el xerès (que jo no utilitzo, òbviament), als quals s'afegeix un peix o marisc mentre està coent (com veurem en la recepta de l'arròs caldós de gambes).

Ingredients

50 g d'alls pelats
225 g de tomàquet madur fresc
10 g de julivert
200 g de tomàquet concentrat (utilitzeu tomàquet concentrat ja preparat o feu-lo a casa amb una llauna de tomàquet triturat d'uns 400 g i reduint-lo a la meitat).

Preparació

Poseu tots els ingredients en un vas de batedor elèctric i tritureu.

Arròs caldós amb gambes

L'arròs caldós amb gambes va ser un dels plats emblemàtics del Sant Pau, i hi tinc un afecte especial perquè, quan era jove, em vaig atipar de preparar litres i litres d'un brou que, si es fa amb caps de gambes fresques, no necessita vi i resulta igualment meravellós.

Ingredients

500 g de caps de gambes fresques
2,5 l d'aigua mineral
La picada triturada
80 g d'arròs
10 cues de gambes

Preparació del brou

En una olla, sofregiu els caps de les gambes, salpebrades al punt. Aixafeu-los bé i deixeu que es daurin.

Afegiu-hi la picada triturada i deixeu-ho coure tot junt durant 10 minuts.

Incorporeu-hi 2,5 l d'aigua mineral bullent.

Deixeu-ho coure tot a foc mitjà durant 15 minuts. Coleu i reserveu.

Preparació de l'arròs (per a dues persones)

En un pot, segons les racions, poseu un fil d'oli i daureu-hi una culleradeta d'all i julivert picats, sal i pebre.

Afegiu-hi 600 ml de caldo de gambes bullent, deixeu arrencar altra vegada el bull i incorporeu-hi l'arròs.

Deixeu-ho coure durant 11 minuts.

Deixeu reposar l'arròs un minut.

Marqueu deu cues de gambes pelades a la planxa o en una paella.

Repartiu l'arròs en dos plats i, després, poseu-hi les gambes.

Rostit

Aquesta és una de les elaboracions a què vaig haver de renunciar juntament amb la recepta familiar dels canelons amb beixamel, perquè tant al rostit com a la beixamel la meva mare hi posa alcohol: brandi i xerès dolç al rostit, i xerès sec a la beixamel per desgreixar la salsa. Com m'empipava no poder tornar a gaudir d'aquest plat! Però quan se'm va permetre tornar a cuinar va ser de les primeres receptes que vaig preparar a casa. Segueixo la mateixa recepta de la mare, però he substituït el brandi i el xerès per aigua i suc de taronja i de llimona. Tasteu-ho!

Ingredients

1 pollastre a quarts (1 kg, aproximadament)
1 kg de braons de vedella (aproximadament)
1 kg de cap de llom (aproximadament)
500 g de cebes mitjanes, netes i pelades, partides per la meitat
300 g de pastanagues mitjanes, pelades, partides per la meitat
350 g de porros mitjans, nets i pelats, partits per la meitat
80 g d'api, fresc i net
1 cabeça d'alls amb els grans separats, amb la pell
500 g de tomàquets madurs petits, nets i sencers
2 fulles mitjanes de llorer

50 ml d'aigua mineral
50 ml de suc de taronja
100 g de pa (sense crosta)
250 ml de llet
100 g de crema de llet
Oli d'oliva verge extra
30 g de greix de porc
Sal
Pebre
Canyella en pols
Nou moscada

Preparació

Passeu el pollastre per la flama, retireu-ne les pells fines de les potes, retalleu-ne el greix i talleu-lo a vuitens.

Retalleu els cartílags i els trossos de greix de la vedella. Amb la carn, feu-ne daus grossos.

Retalleu la sang del porc, no el greix. També: daus grossos.

Repartiu 30 ml d'oli d'oliva verge extra al fons d'una safata.

Repartiu les carns a la safata de manera que quedin barrejades. A continuació, afegiu-hi les verdures també barrejades.

Amaniu els ingredients amb 10 g de sal i 2 g de pebre molt.

Afegiu-hi una mica de canyella en pols i de nou moscada ratllada.

Amaniu el conjunt amb 30 ml més d'oli i 30 g de greix de porc.

Afegiu-hi les fulles de llorer.

Fiqueu la safata al forn preescalfat a 190 °C. Ha de coure 30 minuts.

Passat aquest temps heu de treure la safata del forn i mullar el contingut amb 50 ml de suc de taronja i 50 ml d'aigua mineral.

Gireu tots els ingredients i fiqueu-ho tot al forn una altra vegada, a 160 °C. Ha de coure uns 20 minuts.

Retireu la safata del forn, doneu la volta per segona vegada a tots els ingredients i deixeu-ho 20 minuts més a 160 °C.

Per tercera vegada, retireu la safata del forn, remeneu-ne el contingut i deixeu-ho a 160 °C 20 minuts més.

Això s'ha de repetir una altra vegada i deixar-ho al forn a la mateixa temperatura 20 minuts més, controlant que el punt de torrat sigui el just (des de fora, sense obrir el forn). Quan estigui preparat, deixeu refredar el conjunt per poder manipular-lo.

Retireu els ossos del pollastre.

Traieu les pells i les llavors dels tomàquets.

Peleu els alls.

Retireu les pells de les verdures «més cremades».

Passeu-ho tot plegat per l'escorredor i reserveu els sucs de la cocció.

Remulleu el pa sense crosta a la llet.

Piqueu la carn, les verdures i el pa remullat amb la picadora, o, si ho preferiu, talleu-ho amb el ganivet, amb cura, en trossets regulars i petits.

Pasteu-ho tot amb el seu suc i 100 g de crema de llet. Afineu el punt de sal.

Reserveu fins que es refredi del tot.

Quan ja s'ha refredat, podeu fer les porcions de carn rostida per farcir canelons o per congelar fent-ne racions. Si opteu per congelar, recordeu que s'ha de fer amb el plàstic adequat i embolicant-ho amb molta cura. I també que el congelat no és etern. Escriviu la data d'elaboració i penseu que s'ha de consumir abans de dos mesos. Si opteu per fer els canelons, aquí teniu els últims passos.

CANELONS AMB BEIXAMEL

Ingredients

24 làmines de canelons
720 g de rostit (30 g per caneló)
1 l de llet
45 g de farina
55 g de mantega
10 g de sal
Una mica de pebre blanc i una mica de nou moscada
15 ml de suc de llimona
Oli d'oliva verge
Formatge ratllat al gust

Preparació

Feu bullir aigua en quantitat abundant amb sal i un fil d'oli. Quan comenci a bullir, introduïu-hi les plaques de pasta (seca) d'una en una.

Deixeu-les coure el temps que aconselli la marca que feu servir procurant que quedin *al dente*.

Quan estiguin cuites, refresqueu-les amb aigua i gel i poseu-les ben esteses sobre un drap de cuina.

Poseu a sobre de cada placa la porció de carn rostida i enrotlleu els canelons. Reserveu-los.

Per preparar la beixamel, escalfeu la llet fins que arrenqui el bull.

En un pot, prepareu el *roux* (nom que rep la barreja de farina i mantega). Penseu que s'ha de coure, però que no s'ha de daurar.

Aparteu el *roux* del foc. Afegiu-hi la sal, el pebre i la nou moscada.

Incorporeu la llet bullent al pot amb el *roux*. Feu-ho coure fins que arrenqui el bull.

Retireu del foc, afegiu el suc de llimona, treballeu-ho amb varetes, coleu-ho i deixeu-ho refredar.

Cobriu (nosaltres en diem «napar») el fons de la safata amb la salsa beixamel, amb generositat.

Disposeu-hi els canelons enrotllats.

Repartiu formatge ratllat al gust (tipus i quantitat) per tota la superfície de la safata.

Fiqueu la safata al forn molt calent, a 210 °C, fins que la superfície quedi daurada i gratinada.

Addicció(nari)

Tot seguit us presento una mena de diccionari particular que recull alguns dels termes i les expressions que faig servir en aquest llibre. És un vocabulari propi, barreja de definicions extretes de diverses fonts, entre les quals el *Diccionari de la llengua catalana* de l'Institut d'Estudis Catalans (IEC) i de l'«argot hipocràtic», és a dir, del llenguatge que es fa servir a l'Instituto Hipócrates per al tractament de les addiccions. De tota manera, la majoria dels addictes, s'hi hagin tractat o no, hi podran reconèixer fàcilment tots els mots i les definicions que els acompanyen, n'estic segur. M'ha semblat convenient incloure'l perquè us facilitarà la lectura i perquè potser us podrà ajudar i tot si us esteu enfrontant a l'addicció, ja sigui directament o per «contacte estret», en llenguatge pandèmic. Perquè l'addicció també és una pandèmia mundial. Això, cal tenir-ho present.

Addicció. Malaltia mental caracteritzada per la falta de control en l'ús d'una determinada substància i que té conseqüències negatives en la persona. L'addicció pot ser a una substància que produeixi canvis bioquímics en l'organisme o a una conducta capaç de causar els mateixos canvis bioquímics. «Dependència psicològica i fisiològica habitual envers el consum de drogues creadores d'hàbit i amb finalitats no mèdiques, o envers una pràctica fora del control voluntari», segons la definició del diccionari de l'Institut d'Estudis Catalans. I podríem afegir-hi, simplement: «Afició extrema a algú o a alguna cosa».

Addicte. «Fortament inclinat, donat, a alguna cosa», és a dir, persona amb addicció a substàncies o activitats nocives per a la salut o l'equilibri psíquic.

Amor dur. «Qui et vol bé et farà plorar», diu un refrany popular. I una cançó del grup Los Van Van també. La frase «T'estimo molt, però només t'acompanyaré en el camí de la recuperació» vol dir actuar amb amor dur, una manera d'estimar que l'Instituto Hipócrates ensenya als familiars dels addictes.

Apatia. El diccionari de l'IEC ho defineix molt bé: «Estat anímic de qui res no commou» i «Mancança d'interès, d'energia, indolència».

Aturar el pensament. Intentar apartar els pensaments negatius o les ganes de consumir que se't presenten quan ets addicte. Parlar amb els «veterans» ajuda a aconseguir-ho, per això sempre estan disponibles. Encara que no prenguis drogues, segur que també saps què significa que se't dispari el pensament a qualsevol hora, de dia o de nit. Per a un addicte és el mateix, corregit i augmentat.

Coaddicte. Persona o persones que viuen amb un addicte o que s'hi relacionen habitualment, i que de manera inconscient van adaptant la seva manera de viure fins que arriben a acostumar-se a la del malalt.

Codependència. Per a moltes persones, el seu propi benestar i estabilitat depenen de com està el familiar addicte. És a dir, pateixen codependència.

Col·locar-se. En argot, drogar-se.

Colocón. Habitualment usat en castellà, ho hauríem de definir com l'«efecte intens de col·locar-se (posar-se sota els efectes de l'alcohol o d'una droga)». «Voluntat de mantenir indefinidament la sensació puntual d'eufòria provocada per una substància o conducta», hi afegim a l'Instituto Hipócrates.

Deshabituació. Canvi en els hàbits, en la conducta i en els valors de la persona per rehabilitar-se.

Desintoxicació. Procés de retirada dels tòxics que segueix l'addicte amb ajuda professional de manera que es redueixen al mínim els símptomes de l'abstinència.

Dopamina. Un dels neurotransmissors que utilitzen les neurones per comunicar-se entre elles i substància considerada la causant de sensacions plaents, de relaxació. La produeix l'ésser humà, però també pot ser elaborada en laboratoris.

Drogata. Forma col·loquial d'anomenar un drogoaddicte. Paraula habitual en l'«argot hipocràtic».

Dol. A banda de les definicions habituals («dolor, llàstima, aflicció o sentiment»), els addictes fem servir aquesta paraula quan ens resulta dolorós no poder fer el que volem (drogar-nos) i ens compadim pel mal que patim.

Futuritzar. Muntar-se pel·lícules, avançar-se al temps. Això és molt dolent per a un addicte, perquè pot arribar a ser molt frustrant.

Gatufo. Acció que dus a terme expressament i que pot ajudar a fer que la malaltia torni. Per exemple, tornar a l'estil de música que solies escoltar quan et drogaves.

Ionqui. «Drogoaddicte, especialment el que ho és per via intravenosa». Entre els addictes del centre ens anomenàvem així per riure. Fins i tot formàvem paraules noves a partir d'aquest mot, com ara *ionquibús* —el mitjà de transport que unia l'estació de tren de la Garriga amb el centre i que els addictes que no podien conduir pel que fos solien agafar—, o l'*estimbaionquis* —un camí amb un pendent molt pronunciat que recorríem a les tardes quan ens dedicàvem a passejar i en què més d'un, jo també, hem relliscat.

Mono. A la web **ésAdir** es defineix d'aquesta manera: «En l'argot de la droga, síndrome d'abstinència. I, per extensió, necessitat o ànsia irrefrenable d'alguna cosa». És la forma col·loquial de referir-se a la síndrome d'abstinència, entesa com el conjunt de reaccions psíquiques i físiques que es produeixen en una persona quan s'interromp el consum d'una determinada droga de la qual té dependència.

Nan/follet. Terme usat al centre per referir-nos a la malaltia. «El nan que ens parla per dins».

Núvol rosa. Estat de benestar o falsa realitat en què es troba un addicte ingressat en un centre de desintoxicació a causa de la medicació i la novetat. Tot sembla bonic, els primers dies.

Patologia. Segons el diccionari de l'IEC: «Part de la biologia i de la medicina que estudia les causes de les malalties i la fisiologia dels organismes que les pateixen». I s'hi podria afegir: «Conjunt de símptomes d'una malaltia».

Patologia dual. Coexistència en un mateix pacient d'un trastorn d'addicció o dependència a una o diverses substàncies o conductes addictives, juntament amb algun altre trastorn psiquiàtric. Per exemple, donar molta importància al culte del cos, menjar amb ansietat o fer-ho compulsivament i altres.

Prendre. Entre els addictes, el fet de voler prendre alguna beguda acaba significant emborratxar-se, beure fins a trastornar-se els sentits, caure per terra. Tot i això, faltaria afegir-hi totes les altres drogues.

Referència. Comentari, al·lusió, informació sobre algú o alguna cosa que es fa en el context de la teràpia de grup.

Ressaca seca. Símptomes com els de la ressaca (el malestar que pateix quan es desperta qui ha begut alcohol en excés), en aquest cas sense haver pres alcohol, i que l'addicte pot experimentar l'endemà d'haver viscut un estímul important.

Robotització del comportament. Així s'anomena a l'Instituto Hipócrates «seguir una rutina o rutines per aconseguir la deshabituació del pacient», és a dir, que aconsegueixi apartar la droga del seu costat i aprengui a dir que no quan se li presenti al davant.

Rutina. L'IEC diu: «Costum pres de fer una cosa d'una certa manera». Jo hi afegiria que és actuar d'una forma més o menys automàtica, com si apliquessis sense canvis una seqüència d'instruccions que es pot utilitzar una vegada i una altra. La rutina és bàsica per a un addicte que vulgui recuperar-se.

Tirón. En el llenguatge del centre d'addictes, aquest terme s'aplica a quan, de sobte, notes que tens mono. Per pal·liar la sensació, quan ets a Hipócrates has de beure un vas d'aigua amb sucre.

Vergonya. «Torbament de l'ànim per una falta comesa, per una humiliació rebuda», segons l'IEC. Sovint suposa un fre per actuar o expressar-se.

Veterà. L'IEC diu: «Que és antic en una professió, en un exercici, etc.». En qualsevol addicció i tractament de desintoxicació, afegiríem, en el context de l'Instituto Hipócrates, la persona que col·labora desinteressadament amb la clínica per donar exemple i coratge a altres addictes amb el seu testimoni presencial o telefònic. Es consideren veterans tots els addictes en procés de rehabilitació que porten més temps que tu sense consumir, en abstinència, com a mínim més d'un any o any i mig.

Agraïments

Agradecida y emocionada, solamente puedo decir «gracias por venir».

GREGORIO GARCÍA SEGURA i MANUEL SANTOS,
«Gracias por venir», del musical
protagonitzat per Lina Morgan
Pura, metalúrgica, 1975

Ja us deveu haver fixat que tots els capítols comencen amb uns quants versos d'una cançó. No estan escollits a l'atzar. Pretenen transportar-vos al moment relatat. Si us ve de gust, busqueu les cançons i escolteu-les. O llegiu les lletres senceres.

Agrair...

Això és el que faig jo cada dia, em trobi bé o em trobi malament.

I el meu primer agraïment és a la cocaïna, encara que sigui dur llegir aquestes paraules. Entenc la vostra sorpresa després de tantes pàgines il·lustrant el que m'ha fet aquesta substància. Però és que, gràcies a ella, la meva malaltia es va desenvolupar més de pressa i vaig poder tractar-la als trenta-sis anys. Si no hagués estat així, avui seria un alcohòlic pur i no estaríeu llegint això. De manera que, gràcies, cocaïna.

I com que l'ordre dels factors no altera el producte, em declaro...

Agraït i emocionat pels meus pares, en Toni i la Carme, simplement per tot i més.

Agraït i emocionat per la meva germana Mercè i els seus ovaris quan es va «xivar». Va ser molt valenta, perquè quan hi ha amor no és fàcil fer el que va fer.

Agraït i emocionat pel meu cunyat i les meves nebodes, que han sabut passar pàgina.

Agraït i emocionat per l'*staff* del Moments.

Agraït als que em van suportar quan estava en actiu, perquè no era gens fàcil.

Agraït als que em van acompanyar quan em vaig incorporar després del tractament, per tant d'amor i comprensió rebuts.

I als d'ara, perquè em donen la vida.

Agraït i emocionat per la meva Meri, per deixar-me entrar en la seva família i fer-me sentir com a tal, com em sento.

Agraït i emocionat pel doctor Bernardino Jimeno, per saber perfectament què calia fer quan els meus pares li van dir que jo tenia problemes amb la cocaïna.

Agraït i emocionat per l'Instituto Hipócrates per al tractament de les addiccions pel treball que duen a terme.

Agraït i emocionat per la meva segona mare, Dolors Matas. Per tot i més.

Agraït i emocionat per l'Assumpta, la Joana, l'Anabel i la Marina, per tallar arran les temptacions.

Agraït i emocionat per l'aigua amb sucre.

Agraït i emocionat per Patrick Rios i per Roser Cortada, per ensenyar-me que per tenir emocions fortes de debò s'han de deixar les drogues.

Agraït i emocionat pel doctor Ángel Rubio i la doctora Blanca Brigos, per la seva professionalitat i transmissió de calma i pau.

Agraït i emocionat pels meus avis, l'avi Ramon i l'àvia Núria, per obrir la seva ment i pel seu amor incondicional.

Agraït i emocionat per la meva Eli, per tot el camí recorregut i el que ens queda per fer.

Agraït i emocionat per la gent de pensament obert.

Agraït i emocionat per Festimania Pictures, perquè gràcies a *Free Way* (*Camí lliure*) aquest llibre també és possible.

Agraït i emocionat per tots els companys de tractament. Emociona veure el resultat després de tot el que hem passat.

Agraït i emocionat pels meus veterans.

Agraït i emocionat per Amanda, Sandra, Bruno, Ruth, Betty i Juan, Suyan, Jesús, Lena, Dolors, Claudia, Rodrigo, Jesica, Chinesito, Clea, José María i Albert Gras.

Agraït i emocionat pel meu company i soci de vida (sense dret a refrec), Murilo Rodrigues Alves.

Agraït i emocionat per Carme Gasull, per entrar dins el meu cap i interpretar tots els meus pensaments. I per ser la meva Linda Evans particular.

Agraït i emocionat per la vida.

Fonts consultades

Llibres

Blanch, Jordi, *Todo es lo que parece,* Madrid, Círculo Rojo, 2020.

Dante Alighieri, *Comedia,* Barcelona, Seix Barral, 2004.

Falgueras, Meritxell, *Qué beber cuando no bebes,* Barcelona, Urano, 2017.

Forcadell, Francesc, *Adicción: la gran epidemia,* Barcelona, Swami, 2002.

Ruscadella, Carme, i Rivas, Rosa, *Felicidad,* Barcelona, Planeta, 2018.

Saint-Exupéry, Antoine de, *El Principito,* Barcelona, Salamandra, 2021.

Serés, Francesc, *La casa de foc,* Barcelona, Proa, 2020.

OMS, *Glosario de términos de alcohol y drogas,* Madrid, Ministerio de Sanidad y Consumo, OMS, 1994.

Publicacions periòdiques

Ecotuve.es, «El cantante de Italia aclara su imagen más comentada en Eurovisión y niega tomar drogas», *Ecotuve,*

23 de maig de 2021, <https://ecoteuve.eleconomista.es/programas/noticias/11231149/05/21/El-cantante-de-Italia-aclara-su-imagen-mas-comentado-en-Eurovision-y-niega-tomar-drogas.html>.

Gosálvez, Patricia, «Reencuentros familiares, bares llenos o miedo a quedarse atrás: el mapa emocional ante el cambio de fase», *El País,* 9 de maig de 2021, <https://elpais.com/sociedad/2021-05-09/euforia-y-dudas-el-mapa-emocional-de-espana-ante-el-fin-del-estado-de-alarma.html?utm_source=Facebook&ssm=FB_CM&fbclid=IwARokQyUJoFqU54Uq39cMOhEFIaZou6_-eUO6Y4SeRFpz4uBvGhg2nyWI5D8#Echobox=1620542191>.

Nestler, Eric J. i Malenka, Robert C., «El cerebro adicto», *Investigación y Ciencia,* maig de 2004, pàg. 42-49.

Adicciones (versió en línia), <https://www.adicciones.es/index.php/adicciones>.

Webs consultades

Álvarez de Moll, Daniel, «Cine y alcoholismo en ocho películas», Centro de Comunicación y Pedagogía, s. f., <http://www.centrocp.com/cine-y-alcoholismo-en-ocho-peliculas-2/>.

Blesa Portela, Cus, «Sobredosis de altura», *El Espectador imaginario,* <https://www.elespectadorimaginario.com/el-vuelo/>.

Filmaffinity, <https://www.filmaffinity.com/es/film218027.html>.

Google Ads, «Atención sanitaria: servicios de tratamiento de adicciones (abril de 2018)», <https://support.google.com/adspolicy/answer/7683376?hl=es>.

RTVE, «Damiano David, cantante de la banda italiana Måneskin, da negativo en una prueba de drogas voluntaria para la UER», RTVE, 24 de maig de 2021, <https://www.rtve.

es/television/20210524/maneskin-damiano-david-prueba-drogas-voluntaria-green-room-uer-comunicado/2092762.shtml>.

RUSCALLEDA, CARME, Cuina Estudi, <https://www.ruscalleda.cat>.

WEADDICTS, <https://weaddicts.com/post/mi-nombre-es-bill-w-5fc1188b6f151a50fb5528ca>.

ENTREVISTES PERSONALS

Carme Ruscalleda, xef i mare de Raül Balam Ruscalleda.

Blanca Brigos, psicòloga i directora de l'Instituto Hipócrates.

Dolors Matas, terapeuta de l'Instituto Hipócrates.

Meritxell Falgueras, sommelier, comunicadora, escriptora i amiga de Raül Balam Ruscalleda.

APARICIONS DE RAÜL BALAM RUSCALLEDA EN MITJANS DE COMUNICACIÓ PARLANT SOBRE L'ADDICCIÓ

ÁVILA, David, «Raül Balam Ruscalleda: "Soc molt vergonyós, però a les xarxes em mostro més explosiu"», *Ja m'entens,* Catalunya Ràdio, 23 de febrer de 2021, <https://www.ccma.cat/catradio/alacarta/ja-mentens/raul-balam-ruscalleda-soc-molt-vergonyos-pero-a-les-xarxes-em-mostro-mes-explosiu/audio/1093547/>.

CELDRAN DANÉS, Joan, «Barcelona, vides en blanc», *30 minuts,* TV3, 18 d'octubre de 2020, <https://www.ccma.cat/tv3/alacarta/30-minuts/barcelona-vides-en-blanc/video/6064277/>.

ESCAPA, Roger, «Raül Balam: "Desgraciadament, els

humans s'acarnissen amb els dèbils"», *El Suplement,* Catalunya Ràdio, 3 de juliol de 2021, <https://www.ccma.cat/catradio/alacarta/el-suplement/raul-balam-desgraciadament-els-humans-sacarnissen-amb-els-debils/audio/1106242/>.

JOLONCH, Cristina, «Raül Balam: "Toda la vida me compararán con mi madre y lo tengo muy asumido"», *La Vanguardia,* 28 d'octubre de 2018, <https://www.lavanguardia.com/comer/de-carne-hueso/20181028/452546570567/raul-balam-chef-moments-carme-ruscalleda.html>.

MARTÍN, Adam, «Raül Balam: "Celebro el meu aniversari el dia que vaig ingressar al centre de rehabilitació"», *Estat de gràcia,* Catalunya Ràdio, 19 de juliol de 2021, <https://www.ccma.cat/catradio/alacarta/estat-de-gracia/raul-balam-celebro-el-meu-aniversari-el-dia-que-vaig-ingressar-al-centre-de-rehabilitacio/audio/1107507/>.

OM, Albert, «Raül Balam Ruscalleda: "Glamur? Amb la droga acabes sol, brut i tocant fons"», *Islàndia,* RAC1, 10 de novembre de 2020, <https://www.rac1.cat/programes/islandia/20201109/49365673573/raul-balam-ruscalleda-drogodependencia-drogues-rehabilitacio-cuiner-xef-islandia-albert-om.html>.

PUIG, Cristina, *FAQS* (*Preguntes freqüents*), TV3, 10 d'abril de 2022 (Entrevista conjunta amb l'actor Roger Pera), <https://www.ccma.cat/tv3/preguntes-frequents/roger-pera-el-meu-pare-em-va-dir-prefereixo-veuret-mort-i-no-com-et-destrosses-la-vida-cada-dia/noticia/3157671/>.

RODRÍGUEZ, Marc, «Raül Balam: "Soc molt vergonyós i les xarxes són una manera d'obrir-me al món"», *Connecticat,* La Xarxa, 1 de juliol de 2021, <https://www.alacarta.cat/connecticat/tall/raul-balam-soc-molt-vergonyos-i-les-xarxes-son-una-manera-dobrir-me-al-mon>.

USTRELL, Ricard, «Raül Balam: "Comences a prendre drogues socialment, però sempre acabes sol"», *Planta baixa,* TV3, 25 de novembre de 2020, <https://www.ccma.cat/tv3/

alacarta/planta-baixa/raul-balam-comences-a-prendre-drogues-socialment-pero-sempre-acabes-sol/video/6071123/>.

Altres documents

Notes de premsa de DO Catalunya, Grup GSR, IMS Consulting, Newlink Group, Mandarin Oriental, Barcelona i Ediciones Urano.

Qué beber cuando no bebes. Placer, sabor y diversión sin una gota de alcohol. Ediciones Urano. Barcelona, 17 de març de 2017. <https://www.edicionesurano.com/>.

«Se levanta el telón. Nuevo menú degustación de Moments para comerse la ópera a mordiscos». Mandarin Oriental, Barcelona. Barcelona, 5 de juny de 2018. <https://www.mandarinoriental.es/barcelona/passeig-de-gracia/luxury-hotel>.

«Raül Balam resume 30 años de universo Ruscalleda en el nuevo menú de Moments». Grup GSR. Barcelona, 26 de febrer de 2019. <https://www.grupgsr.com/>.

«Mandarin Oriental, Barcelona celebra su décimo aniversario con exclusivas propuestas». Barcelona, 1 d'abril de 2019. IMS Consulting. <https://ims-consulting.net/>.

«Los cuentos tradicionales, fuente de inspiración para el nuevo menú de Moments». Grup GSR. Barcelona, 17 de desembre de 2019. <https://www.grupgsr.com/>.

«Mandarin Oriental, Barcelona reabre sus puertas». Barcelona, 2 de març de 2021. Newlink Spain. <https://newlink-group.com/>.

«El documental *Free Way*, con la colaboración de la DO Catalunya, disponible ya en diversas plataformas digitales». Reus, 12 d'agost de 2022. DO Catalunya. <https://docat.cat/es/>.

Recursos en línia

Centro de Información Online de Medicamentos, AEMPS (CIMA), <https://cima.aemps.es/cima/dochtml/p/12723/P_12723.html>.

Comunidad de Madrid, «Atención en adicciones», <https://www.comunidad.madrid/servicios/salud/atencion-adicciones>.

Drogues, Generalitat de Catalunya, <https://drogues.gencat.cat/ca/inici>.

Hospital Clínic de Barcelona. Tractament d'addiccions. Portal Clínic, <https://www.clinicbarcelona.org/ca/asistencia/malalties/addiccions>.

Instituto Hipócrates, <https://www.institutohipocrates.com/>.

Moratal Ibáñez, Laura María, «La historia de Alcohólicos Anónimos y del desarrollo de los grupos de autoatención de los pacientes», *Rev Med Cine* 2011; 7(3-4): 100-106, Ediciones Universidad de Salamanca, <https://docplayer.es/32575960-La-historia-de-alcoholicos-anonimos-y-del-desarrollo-de-los-grupos-de-autoatencion-de-los-pacientes.html>.

Plan Nacional sobre Drogas (PNSD), Ministerio de Sanidad, Gobierno de España, <https://pnsd.sanidad.gob.es/home.htm>.

Portal de los Servicios Sociales de Andalucía, «Drogas y adicciones», <https://www.serviciossocialesandalucia.es/drogas-y-adicciones>.

Sanz Pérez, Lidia; Barlés Sauras, Andrea; Salillas Guillén, Raquel; Peralta Campo, Marta; Peralta Nueno, Clara i Pla Martínez, María Rosa, «*Trainspotting* (1996): el problema de las adicciones en los jóvenes», *Rev Med Cine* 2018; 14(3): 159-164, Ediciones Universidad de Salamanca, *J Med Mov* 2018, <https://docplayer.es/88248090-Trainspotting-1996-el-problema-de-las-adicciones-en-los-jovenes.html>.

Servizo Galego de Saúde, «Información sobre drogas para la ciudadanía», <https://www.sergas.gal/Saude-publica/Informaci%C3%B3n-sobre-drogas?idioma=es>.

Sociedad Científica Española de Estudios sobre el Alcohol, el Alcoholismo y las Otras Toxicomanías (Socidrogalcohol), <https://socidrogalcohol.org/>.